ÉTUDE DES RAPPORTS

DE

LA MYOPATHIE

"PRIMITIVE„ PROGRESSIVE

AVEC

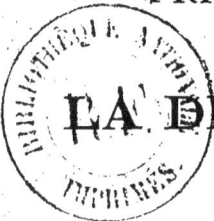

LA DÉGÉNÉRESCENCE

PAR

Le Docteur Joseph FABRE

EX-PREMIER INTERNE DES HÔPITAUX DE MARSEILLE

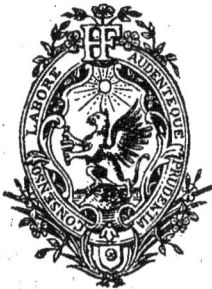

MONTPELLIER

IMPRIMERIE CENTRALE DU MIDI

(HAMELIN FRÈRES)

1896

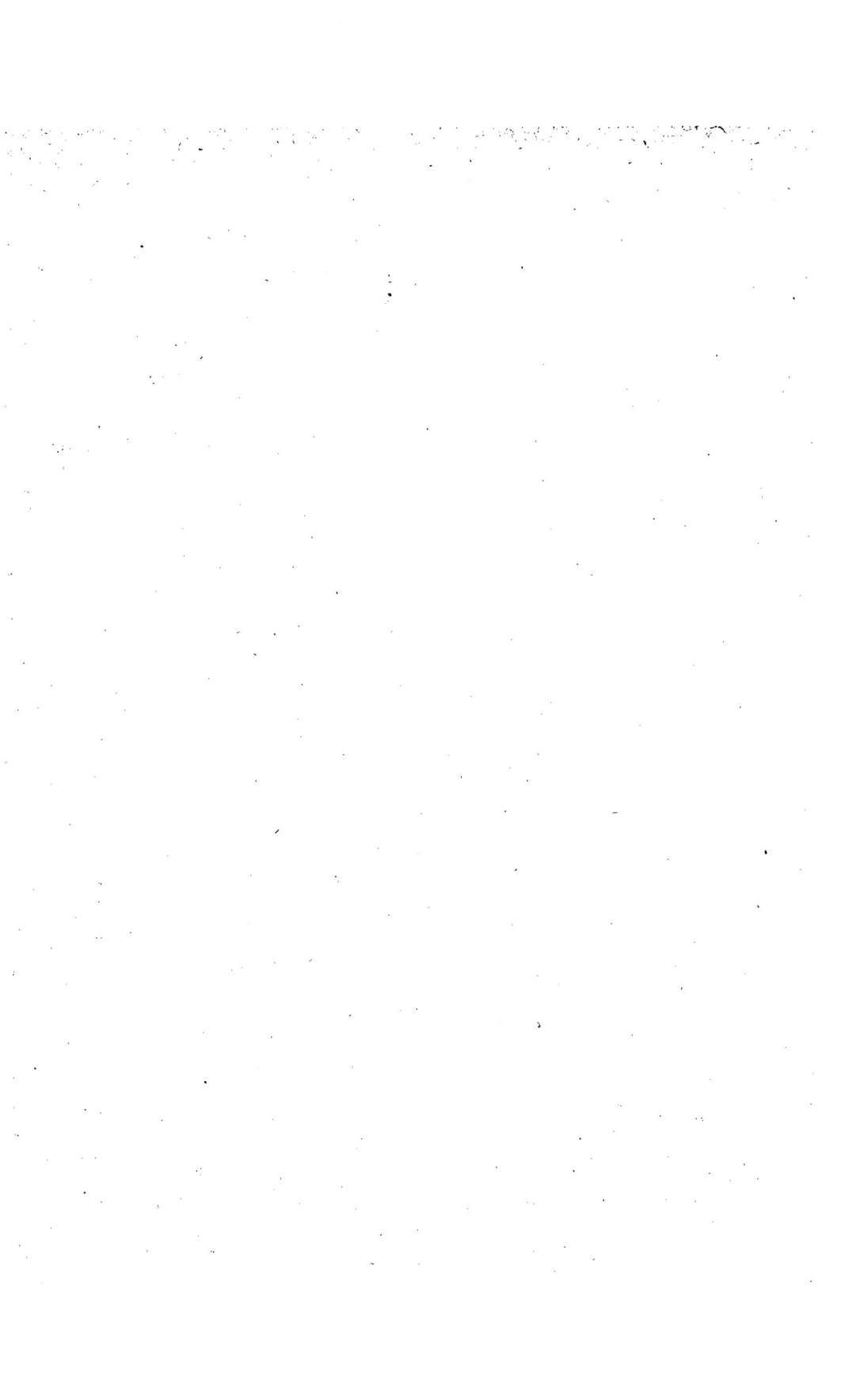

DU MÊME AUTEUR

I. — ABCÈS DE LA FACE CONVEXE DU FOIE. — Opération de Little. Guérison.

Marseille médical, 1er mai 1895.

II. — SUR UN CAS D'INSUFFISANCE AORTIQUE ACCOMPA-GNÉE DE SOUFFLE PRÉSYSTOLIQUE INORGANIQUE.

Marseille médical, 15 juillet 1895.

III. — SUR UN CAS DE VOMISSEMENTS INCOERCIBLES PENDANT LA GROSSESSE. ACCOUCHEMENT PRÉ-MATURÉ PAR LE PROCÉDÉ DE KRAUSE.

Marseille médical, 1er août 1896, et *Presse médicale,* 23 septem-bre 1896.

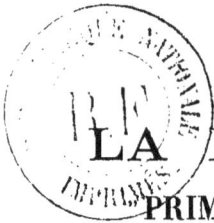

ÉTUDE DES RAPPORTS

DE

LA MYOPATHIE

PRIMITIVE „ PROGRESSIVE

AVEC

LA DÉGÉNÉRESCENCE

ÉTUDE DES RAPPORTS

DE

LA MYOPATHIE

" PRIMITIVE „ PROGRESSIVE

AVEC

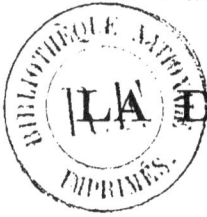

DÉGÉNÉRESCENCE

PAR

Le Docteur Joseph FABRE

EX-PREMIER INTERNE DES HÔPITAUX DE MARSEILLE

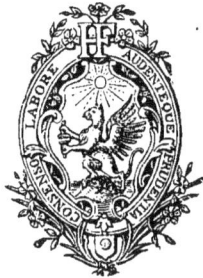

MONTPELLIER

IMPRIMERIE CENTRALE DU MIDI

(HAMELIN FRÈRES)

—

1896

INTRODUCTION

Un nom doit être inscrit en tête de ce travail : celui du docteur Bidon. Dans le service de ce distingué neurologue, pendant notre trop court séjour à l'Hospice Sainte-Marguerite, nous avons eu la bonne fortune d'observer deux petits malades fort curieux, atteints de myopathie progressive du type Leyden-Mœbius. Victimes d'une lourde hérédité, ces myopathiques étaient marqués du sceau des dégénérés : ils présentaient des stigmates physiques et des stigmates psychiques de dégénérescence. Ce fait intéressant attira vivement notre attention, et, sur les conseils de notre Maître, nous avons recherché les rapports qui existent entre la dégénérescence et l'amyotrophie progressive « primitive ». Nous livrons aujourd'hui les résultats de notre enquête ; les documents que nous avons recueillis intéresseront, sans doute, les neurologues.

Dans le premier chapitre de notre thèse, nous racontons brièvement l'histoire des myopathies « primitives » progressives, nous décrivons leur symptomatologie et nous mettons en relief les principaux signes de dégénération relevés chez les myopathiques. Un second chapitre est consacré à l'étude passionnante de la dégénérescence et des dégénérés. Nous rapportons ensuite nos observations personnelles, les observations analogues qui nous ont été obligeamment offertes ou que nous avons glanées dans la littérature médicale. Quelques considérations sur la pathogénie des myopathies progressives dites primitives viennent clore notre travail.

Que le cher Maître qui l'a inspiré reçoive l'expression sincère de notre gratitude pour ses conseils éclairés et pour la bienveillance qu'il nous a témoignée.

Il nous est doux de dire notre reconnaissance à M. le professeur Combalat, qui a cordialement accueilli le fils de son plus vieil ami ; à nos excellents maîtres dans les hôpitaux de Marseille : MM. les professeurs Villard, Laget, Fallot, Queirel, Boinet ; MM. les docteurs Trastour, Gamel, Vidal, Poucel, Fioupe, Pluyette, Louge. Leurs savantes leçons ont laissé dans notre esprit des traces ineffaçables.

Toujours nous garderons, avec un soin pieux, le culte de nos premiers maîtres de la Faculté de Montpellier. Nous adressons nos remerciements les plus vifs à M. le professeur Granel et à M. le professeur Ducamp, pour leur exquise amabilité. Merci à MM. les professeurs agrégés Bosc et Rauzier, des conseils qu'ils nous ont donnés.

Mme Sacara-Tulbure, ex-interne des hôpitaux de Bucarest, nous a offert, avec une obligeance rare, sa thèse sur la paralysie pseudo-hypertrophique et la traduction de plusieurs de ses observations. Nous lui envoyons respectueusement l'hommage dévoué de notre reconnaissance.

Ce n'est pas sans regret que nous quittons les hôpitaux où, dans une atmosphère tranquille, nous avons vécu des jours inoubliables, noué de solides amitiés. Des bonnes années passées au milieu de nos camarades d'internat, nous emportons un souvenir plein de charme, que nous évoquerons souvent aux heures difficiles....

ÉTUDE DES RAPPORTS

DE

LA MYOPATHIE

"PRIMITIVE„ PROGRESSIVE

AVEC

LA DÉGÉNÉRESCENCE

CHAPITRE I

DES MYOPATHIES "PRIMITIVES,, PROGRESSIVES

LEUR HISTOIRE ET LEUR SYMPTOMATOLOGIE

La myopathie « primitive » progressive, qu'Erb nomme dystrophie musculaire progressive, est une affection d'ordinaire familiale et souvent héréditaire du système musculaire. Lente dans son évolution, elle débute dans l'enfance ou dans les premières années de l'adolescence. Elle se traduit cliniquement par l'affaiblissement, puis par l'atrophie de certains groupes de muscles. Jusqu'à présent, presque tous les neurologues l'ont considérée comme indépendante d'une lésion du système nerveux central ou périphérique. Distinguée par les auteurs de l'atrophie musculaire progressive nettement myélopathique de l'adulte (type Aran-Duchenne), de l'amyotrophie réflexe, de celle des hystériques et des hémiplégiques, elle a une histoire fort intéressante, sinon très longue.

Le premier, Duchenne (de Boulogne), un des maîtres de la neuropathologie française, a décrit, en 1853, une des formes de la myopathie « primitive » progressive : la paralysie pseudo-hypertrophique ou myosclérosique. Il la dénommait « paraplégie hypertrophique de l'enfance » et croyait à son origine cérébrale. Toutefois, dans un mémoire paru en 1868, à la suite des travaux d'Eulenburg et Cohnheim, il la considérait comme indépendante de toute altération des centres nerveux. Trois ans plus tard, le professeur Charcot confirmait cette idée et rangeait la paralysie pseudo-hypertrophique parmi les myopathies primitives.

Mais la paralysie myosclérosique n'est qu'un des types principaux de l'amyotrophie dite essentielle. A côté de ce type, prennent place un certain nombre de variétés reliées entre elles par des formes intermédiaires et dont l'histoire se confond avec celles des atrophies musculaires en général.

En 1849, Duchenne (de Boulogne) présentait à l'Académie des sciences un mémoire intitulé : *Recherches électro-physiologiques sur l'atrophie musculaire avec transformation graisseuse.* En 1850, Aran publiait, dans les *Archives générales de médecine,* un travail remarquable sur l'atrophie musculaire progressive. Avant ces deux auteurs, on trouve éparses dans la littérature médicale plusieurs observations qui n'attirèrent pas l'attention : celles de Van Swieten, de Charles Bell, de Graves, de Darwal, de Dubois (de Neufchâtel), deux cas de Mayo.

Mais le seul nom qu'il soit juste d'associer à ceux de Duchenne et Aran est celui de Cruveilhier. Cet auteur lut, en 1853, à l'Académie des sciences, un mémoire sur l'atrophie musculaire. A partir de cette époque, on recueille une ample moisson de documents.

Les observations s'ajoutent aux observations; les autopsies sont faites avec soin. Jules Luys, Lockchart, Clarke, Duménil, Hayem, Charcot, Pierret, Gombault, constatent des lésions de la moelle et surtout des cellules de la corne grise antérieure. Dès lors, l'origine médullaire des types myélopathiques n'est plus discutée. Les amyotrophies spinales ont une existence reconnue.

Néanmoins, Leyden rejetait la théorie médullaire pour certains cas s'éloignant du type Aran-Duchenne. Il faisait la description d'une forme spéciale et il la nommait: forme héréditaire de l'atrophie musculaire progressive. Mœbius (1879) rattachait ce type à la paralysie pseudo-hypertrophique. En 1882, le professeur Erb écrivait dans son *Traité d'électrothérapie* (p. 389): « Il y a une forme de l'atrophie musculaire progressive dans laquelle je n'ai jamais trouvé de réaction de dégénérescence ; c'est celle qui débute dans l'enfance et que je nomme pour cette raison la forme juvénile. »

Le 7 janvier 1884, date importante dans l'histoire des myopathies primitives progressives, le professeur Vulpian présentait à l'Académie des sciences une note de Landouzy et Déjerine, à propos d'un type particulier, le type facio-scapulo-huméral. Quelques jours après, Erb décrivait avec une très grande précision la formule juvénile (1).

Landouzy et Déjerine publiaient en 1885 et en 1886 dans la *Revue de médecine* onze observations et une étude très détaillée sur la myopathie qu'ils avaient déjà signalée. En 1865, Duchenne, que Benedikt (de Vienne) appelait le Meissonnier de la neuro-nosologie, avait tracé le tableau de cette forme. Il la croyait liée à une altération de la moelle.

Le 10 février 1885, Charcot faisait une magistrale leçon sur la révision nosographique des atrophies musculaires progres-

---

(1) W. Erb, *Deutsche Archiv. f. klin. Med.*, 27 mars 1884.

sives. Depuis cette date, la littérature médicale s'est enrichie
d'observations. Erb a fait paraître un important mémoire.
Menut (1), Cannac (2), Flandre (3), ont consacré leurs thèses
à l'étude des principaux types de myopathie : 1° type facio-
scapulo-huméral auquel il faut rattacher le type juvénile d'Erb ;
2° type pseudo-hypertrophique auquel il convient d'adjoindre
le type Leyden-Mœbius. On a décrit, en outre, certains cas
familiaux différant un peu des formes principales et on les a,
bien à tort, décorés du nom de types. Ce sont les types de
Zimmerlin et d'Eichorst.

Charcot et Marie ont tracé dans la *Revue de médecine* (février 1886) le tableau d'une amyotrophie considérée comme
une chaîne de transition entre les myopathies dites primitives
et les amyotrophies d'origine neurotique. Les nécropsies ont
révélé dans cette affection des lésions des nerfs périphériques
et des cordons postérieurs. Dans ces dernières années, Tooth (4)
Gombault et Mallet (5), Sachs (6), Dubreuilh (7), Déjerine
et Sottas (8) ont publié des observations qui diffèrent par quelques traits du type Charcot-Marie. Mais toutes ces formes
ont un air de ressemblance avec les myopathies progressives
primitives ; elles appartiennent à la même famille.

Affection assez rare, la myopathie progressive primitive
est une maladie du jeune âge. Son grand facteur étiologique
est l'hérédité hétérologue ou homologue, tantôt collatérale,
tantôt directe. Plusieurs générations sont souvent frappées.

(1) Menut, Thèse de Lyon, 1890-91.
(2) Cannac, Thèse de Montpellier, 1893.
(3) Flandre, Thèse de Paris, 1893.
(4) Tooth, *S. Barth. Hosp. rep.*, 1889, XXV, p. 141.
(5) Gombault et Mallet, *Arch de méd. expér.*, 1889, p. 385.
(6) Sachs. Brain, 1890, I, p. 447.
(7) Dubreuilh, *Revue de médecine*, juin 1890, p. 441.
(8) Déjerine et Sottas, *Soc. de biol.*, 18 mars 1893.

Les tableaux familiaux qu'ont présentés Eichorst, Landouzy (1) et Dejerine, Sacaze (2) sont remplis d'intérêt.

I. — TYPE FACIO-SCAPULO-HUMÉRAL (LANDOUZY-DÉJERINE). — Landouzy et Déjerine ont, les premiers, considéré cette forme d'atrophie musculaire, que Duchenne avait entrevue, comme une « entité pathologique nouvelle, une personnalité originale, étonnée de se rencontrer mêlée et confondue avec les amyotrophies justiciables d'une lésion médullaire (3). » Dans cette affection, l'atrophie débute par les muscles de la face. « Le petit malade prend une toute autre figure que les enfants de son âge ; sa physionomie, aussi bien au repos que dans les efforts de mimique, prend un aspect singulier dont la singularité, pour ne pas sauter de prime abord aux yeux, frappe et étonne dès qu'on la regarde et étudie avec quelque attention. On s'aperçoit que la figure, aussi bien dans le détail que dans l'ensemble des traits, forme un masque original..... Le front est remarquablement lisse, aucun pli, aucune ride ne vient jamais, que l'enfant pleure ou rie, changer l'état poli des régions frontale et sourcilières. L'œil paraît plus grand ouvert, sans pourtant qu'il y ait la moindre tendance à de l'exophtalmie ; les lèvres deviennent plus saillantes, la fente buccale s'élargit, le rire n'est plus le même et la physionomie prend un caractère moins éveillé, moins jeune » (4).

A un degré plus avancé, l'atrophie des muscles de la face est marquée par une déformation de la bouche. Chez l'un, la lèvre inférieure est abaissée, le volume des lèvres augmenté ; chez un autre, la lèvre supérieure proémine et ressemble à

(1) Eichorst, cité par Landouzy.
(2) Sacaze, *Arch. de neurologie*, 1893, I, p. 356.
(3) *Revue de médecine*, février 1885.
(4) Landouzy, *Soc. méd. des hôpitaux*, nov. 1896.

une lèvre de tapir. La bouche est entr'ouverte, les lèvres sont immobiles. Fait-on rire le malade? la moitié inférieure de la face a un aspect étrange. Le malade rit en travers. Parfois, s'il veut siffler ou faire la moue, il se produit une asymétrie très accusée des lèvres. Il rit jaune avec un air vexé (Marie et Guinon). Les paupières se ferment incomplètement ; quelquefois même on constate un vrai lagophtalmos. » Ces troubles fonction-nels augmentent peu à peu et la face est figée dans l'immobilité.

Tel est le masque plein de tristesse des myopathiques : Landouzy et Déjerine l'ont décrit avec une fidélité saisissante. Longtemps, l'atrophie peut ne siéger qu'à la face. Elle envahit enfin les membres supérieurs. Trapèze, rhomboïde, grand pectoral, petit pectoral, deltoïde, biceps, brachial antérieur, triceps, long supinateur, radiaux : tels sont les muscles les premiers atteints. Les sus et sous-épineux, les sous-scapulaires presque tous les muscles de l'avant-bras et de la main conservent leur volume normal.

Parfois, cependant, les muscles de la main n'échappent pas à l'atrophie. Si elle gagne les membres inférieurs, elle frappe les muscles de la ceinture pelvienne, ceux de la cuisse, souvent ceux de l'abdomen et de la masse sacro-lombaire. Les muscles de la respiration, ceux de la nuque et du cou sont presque toujours respectés.

L'amoindrissement des muscles, leur diminution de volume donnent aux malades des attitudes particulières. Lorsque les muscles des épaules et surtout le grand dentelé, les fibres moyennes du trapèze sont envahies, les épaules sont jetées en dehors. Ou bien, elles proéminent en avant, les creux sous-claviculaires sont ridiculement exagérés et les omoplates, détachées des parois costales, flottent comme des ailes. D'où le nom de « scapulæ alatæ » donné à cette déformation. Les muscles droits et obliques de l'abdomen participent-ils à l'atrophie? Il en résulte un renversement du tronc, une ensellure plus ou moins marquée. Le ventre est porté en avant, les fesses fortement en arrière ; on a vu là une ressemblance caricaturale avec la Vénus Callipyge. Le centre de gravité est alors déplacé, et les myopathiques rejettent le plus possible en arrière le haut du tronc. Si les membres inférieurs sont frappés, la marche est mal aisée, le malade se fatigue vite. Il écarte les jambes et se dandine en marchant, à la façon des canards. Quand il est à terre, il ne se relève qu'au prix de mille difficultés. Il se retourne sur le ventre, cherchant un point d'appui à ses pieds. Il s'arc-boute par les membres inférieurs en extension, va avec les mains à la rencontre de ses pieds, et, lorsque les doigts seuls touchent le sol, il repousse tout le corps en arrière par un effort suprême de ses bras. Lorsque l'atrophie des masses musculaires a atteint un degré très prononcé, il ne peut marcher ni se tenir debout. Il est incapable de porter la main à la bouche.

II. — TYPE SCAPULO-HUMÉRAL (FORME JUVÉNILE D'ERB)(1). — Ce type de myopathie primitive, décrit par Erb sous le nom de forme juvénile, a sa place toute marquée à côté du type Landouzy-Déjerine. Il présente avec ce dernier une grande ressemblance et ne s'en écarte que par quelques traits. On rencontre la même atrophie de la ceinture scapulaire envahie dès le début, de la ceinture pelvienne et des bras. Mais, d'ordinaire, dans ce type la face est respectée. De plus, on trouve souvent des hypertrophies plus apparentes que réelles qui ont pour sièges principaux : le deltoïde, le triceps, les musclès ronds et épineux, le couturier et les muscles du mollet. Dans certains cas, on voit les muscles faciaux affaiblis et le type Erb se fond avec la forme précédente.

(1) Bourguet a décrit un cas très intéressant d'amyotrophie progressive de cette forme in *Gazette hebdomadaire des sciences médicales de Montpellier* (mai 1889). Le professeur Grasset le reproduit dans son *Traité des maladies du système nerveux*.

III. — PARALYSIE PSEUDO-HYPERTROPHIQUE OU MYOSCLÉ-
ROSIQUE (DUCHENNE). — Cette forme a été cliniquement décrite la première. Elle débute par une faiblesse des membres
inférieurs, accompagnée souvent de douleurs, de crampes, de
fourmillement. Puis les muscles des lombes, les muscles spinaux sont atteints. On n'observe, à cette phase, qu'une modification de volume des muscles envahis. Le seul symptôme
qu'on relève est la parésie des membres inférieurs. Aussi
méconnaît-on souvent le début de la myopathie. Mais la faiblesse musculaire augmente ; l'hypertrophie se montre et
éveille l'attention. Cette pseudo-hypertrophie s'accuse d'abord
sur les muscles des mollets, ensuite sur ceux des cuisses et
des fesses. Le malade a des jambes de colosse, qui forment
un contraste frappant avec leur faiblesse fonctionnelle et le
volume normal, parfois l'atrophie des membres supérieurs.
Rarement ceux-ci sont hypertrophiés. Dans ce cas, certains
muscles, seuls, en tête desquels il faut placer le deltoïde,
subissent l'accroissement. Duchenne, Hammond, Weir-Mit-
chell, ont signalé la participation des muscles de la face et
du masseter au processus hypertrophique. Il arrive souvent
que les muscles hypertrophiés diminuent de volume ; les malades changent alors d'aspect.

L'attitude des pseudo-hypertrophiques est analogue à
celle que nous avons déjà décrite à propos de la forme Landouzy-Déjerine. L'ensellure est très prononcée. L'artifice
dont se servent les myopathiques, pour se relever lorsqu'ils
sont à terre, et qui les fait ressembler à des acrobates, ne
suffit pas aux pseudo-hypertrophiques. Ils se placent sur le
ventre, grimpent avec les mains le long de leurs jambes et
de leurs cuisses jusqu'à ce que leur tronc fasse avec leurs
membres inférieurs un angle assez obtus pour qu'ils puissent
achever de se redresser avec l'aide de leur masse sacro-lombaire.

Comme l'a indiqué Damaschino, dans la *Gazette des hôpitaux* de 1882, on rencontre des formes frustes de cette affection. Parfois l'état pseudo-hypertrophique dure très peu et cède vite la place à l'atrophie. L'hypertrophie peut même faire complètement défaut, dès le début; mais alors, nous nous trouvons en présence d'un nouveau type.

IV. — TYPE LEYDEN-MŒBIUS. — Le tableau clinique de ce type ressemble à celui du type précédent. C'est le même début dans le jeune âge, la même évolution progressive de bas en haut, des jambes aux cuisses, des cuisses aux lombes, et de là aux membres supérieurs. Il manque un seul trait : la pseudo-hypertrophie.

Telles sont les principales formes des myopathies progressives dites primitives. Elles sont étroitement unies entre elles. On observe tous les jours des termes de transition qui les relient les unes aux autres. La participation possible des muscles de la face, du masseter, aux lésions de la paralysie pseudo-hypertrophique, crée un trait d'union entre le type Duchenne et le type Landouzy-Déjerine. Les formes frustes de la paralysie pseudo-hypertrophique rattachent cette amyotrophie au type Leyden-Mœbius et à celui d'Erb.

Dans toutes ces formes, le clinicien a pu observer des rétractions tendineuses. Landouzy et Déjerine ont même donné comme constante la rétraction du biceps du bras. Mais les faits donnent un démenti à ces auteurs. « Cette particularité manque bien des fois et ne constitue pas un signe diagnostique de la nature myopathique de l'affection (1). »

On a nié l'existence des contractions fibrillaires et de la réaction de dégénérescence; on en a même fait des signes

(1) Emile Boix, *Traité de médecine*, t. VI, p. 950.

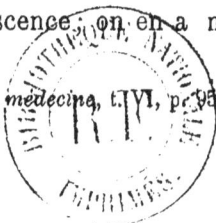

distinctifs entre les myopathies primitives et les amyotrophies d'origine spinale. Aujourd'hui ces prétendus critériums ont perdu de leur valeur.

Roth (1), Spillmann et Haushalter (2), Savill (3), Bédard et Rémond (4) ont constaté la présence des contractions fibrillaires dans des myopathies dites primitives. Ces deux derniers ont signalé la réaction de dégénérescence dans un cas de paralysie pseudo-hypertrophique.

Brissaud l'a trouvée chez un malade du type Landouzy-Déjerine. Nombre d'auteurs ont vu des cas analogues ; d'autres n'ont pu rencontrer des contractions fibrillaires dans des myopathies nettement myélopathiques. Ces signes réputés pathognomoniques sont donc allés rejoindre le « signe de la rétraction tendineuse... » Ainsi est près de tomber la barrière qu'on a arbitrairement élevée entre les myopathies et les myélopathies.

Un type réunit ces deux groupes que nous croyons artificiels : c'est le type Charcot-Marie. Il a été décrit pour la première fois par ces deux savants, dans la *Revue de médecine* de février 1886. L'atrophie débute dans l'enfance ou dans l'adolescence. Héréditaire et familiale, elle est symétrique et atteint d'abord les pieds, puis les jambes et certains muscles des cuisses. Elle évolue avec lenteur, respecte d'ordinaire les muscles de la racine des membres. La sensibilité est fréquemment intacte. Les muscles atrophiés présentent souvent des contractions fibrillaires et la réaction de dégénérescence. Tel est, esquissé à grands traits, le tableau de l'amyotrophie Charcot-Marie.

(1) Roth (*in* Marie et Guinon, *Revue de médecine*, 1885).
(2) Spillmann et Haushalter, *Revue de médecine*, juin 1890.
(3) Savill, *Iconographie de la Salpêtrière*, n° 3, 1894.
(4) Bédard et Rémond, *Arch. génér. de médecine*, juillet 1891.

Ces dernières années ont vu naître une série de types nou-
veaux : l'amyotrophie à forme péronière de Tooth, l'atrophie
musculaire neurale progressive d'Hoffmann, le type névriti-
que Déjerine-Sottas, l'atrophie musculaire spinale-névritique
de Bernardht. La sensibilité dans ces divers types n'est pas
intacte ; les caractères des myopathies sont confondus avec
ceux des myélopathies ou des amyotrophies d'origine névriti-
tique. Aussi les vieilles notions sont-elles troublées et, comme
l'écrivait récemment Bosc (1), dans un remarquable article de
la *Presse médicale*, la nécessité d'une révision complète des
atrophies musculaires devient-elle, chaque jour, plus éclatante.

Avant de clore ce chapitre, il nous paraît nécessaire de
consacrer quelques lignes aux nombreuses malformations ob-
servées chez les myopathiques dont nous avons décrit les
types principaux. Certains présentent des déformations osseuses très accentuées : de la brachycéphalie, un faible développement du squelette (2), de l'exagération des bosses crâniennes, une voûte palatine en ogive, de l'asymétrie de la
face. Anton (3) a fait, en 1889, à la Société des médecins
viennois une communication intéressante dans laquelle il
insiste sur la conformation du crâne chez certains myopathiques. Il a observé sept frères, trois brachycéphales, quatre
dolichocéphales ; les brachycéphales étaient tous amyotrophiques ; les dolichocéphales, absolument sains. Marie et Onanoff
ont décrit, dans un communication à la Société des Hôpitaux,
la déformation du crâne des myopathiques. Un de leurs malades avait un crâne remarquable. Le diamètre antéro-posté-
rieur maximum était de 166 millimètres, le diamètre trans-
verse maximum de 168, ce qui donne un indice céphalique de

---

(1) Bosc, *Amyotrophies familiales des extrémités (Presse médicale,* 26
septembre 1896).

(2) Borsari.

(3) Anton, *Semaine médicale*, p. 64 (1889).

101,2. « Chiffre vraiment inoui au point de vue anthropologi-
que ! l'indice cephalique moyen étant de 80 millimètres. » Chez
un second malade cet indice était de 89,5, un troisième présentait un développement extrême des bosses occipitales. Les
deux premiers appartenaient à la forme d'Erb ; le dernier au
type pseudo-hypertrophique.

Les déformations thoraciques des myopathiques, observés
tant de fois, sont désormais classiques. Guinon et Souques (1),
Sacaze (2), Hallion (3), Orrégo-Luco (4), Marie, Schultze (5),
en ont relevé de très curieuses. Elles se montrent sous des
aspects variés. Tantôt on constate, au niveau du tiers inférieur
du sternum, une dépression analogue à celle du « thorax en
entonnoir. » Tantôt ces déformations se compliquent de sco
liose ; le thorax est alors aplati et asymétrique. Chez plusieurs malades, les contours latéraux du thorax ont une direc-
tion presque verticale, la circonférence thoracique est à peu
près égale à celle des régions supérieures. Pour fixer dans la
mémoire le souvenir de cette malformation, on se sert d'une
expression imagée. On dit que le thorax est « en taille de
guêpe. » Beaucoup de ces déformations ont été constatées dès
la naissance ou dans le premiers temps qui l'ont suivie. « Si
elles ne se sont pas révélées dès la naissance, elles ont cependant un point de départ congénital en ce sens que, dès la
naissance, existant en germe chez certains individus, elles ne
se développent chez eux que plus tard, à leur heure, avec cette
fatalité d'évolution que présentent à un si haut point toutes
les affections qui prennent leur origine dans l'hérédité » (6).

(1) Guinon et Souques, *Soc. anatom.*, 1891, p. 348.

(2) Sacaze, *Archiv. de neurol.*, 1893, I, p. 356.

(3) Hallion, *France médicale*, 1891, p. 737.

(4) Orrego Luco, *Boletin de Medecina de Santiago de Chile*, juin 1892.

(5) Schultze, *Beitrage zur Müskel pathologie (Deutsche Zeitschr. f. Ner-
venheien*, 1894, VI, p. 75.

(6) Marie, *Leçons de clinique médicale*, 1896, p. 36.

L'histoire des malformations des myopathiques ne s'arrête pas là. On relève chez eux d'autres signes physiques de dégénérescence. Les dents sont irrégulièrement implantées, on observe parfois un prognathisme accentué, du strabisme, des altérations de l'oreille, des anomalies des organes génitaux : phimosis, hypospadias, descente tardive des testicules ; l'existence fréquente des pieds bots. Quelques observateurs ont enregistré des troubles vaso-moteurs des extrémités, un développement considérable du corps thyroïde (1). Nous avons constaté nous-même une modification de la température générale (Observations I et II).

Bien qu'on en ait dit, l'état mental de ces myopathiques n'est pas irréprochable. Duchenne, ce profond observateur, écrivait en 1868 : « Mes petits malades m'avaient tous présenté à des degrés divers les mêmes troubles fonctionnels cérébraux ; ils avaient la parole tardive, leur intelligence était obscure, quelquefois jusqu'à l'idiotie. » Piliet (2) a noté le retard de l'intelligence chez un pseudo-hypertrophique. Madame Sacara-Tulbure (3) a observé treize enfants atteints de paralysie pseudo-hypertrophique. Ils présentaient tous des troubles de l'intelligence ou, tout au moins, du déséquilibre ; ils étaient entêtés, violents, irascibles. A côté de ces désordres de l'intelligence et du caractère, on remarquait des signes physiques de dégénérescence. Nous publions, à notre tour, trois observations inédites de myopathiques qui ont des malformations congénitales et dont l'état psychique et l'état moral sont rudimentaires. Nous avons parcouru la littérature médicale : il nous a été possible d'y glaner, malgré les difficultés de notre tâche, plusieurs observations d'amyotrophiques offrant des signes physiques ou des signes psychiques de dé-

(1) Mᵐᵉ Sacara-Tulbure (de Bucarest), *Revue de médec.*, avril et juin 1894.
(2) Piliet, *Revue de médec.*, 1890.
(3) Mᵐᵉ Sacara-Tulbure, *loco citato.*

générescence. M. le docteur Bidon a très obligeamment grossi notre bilan de cinq cas analogues.

Une conclusion découle pour nous de tous ces faits. Les malformations que nous avons décrites chez les myopathiques dits primitifs ne sont pas de simples curiosités anatomiques. Les troubles psychiques plus ou moins profonds qu'ils présentent ne sont pas purement fortuits. L'hérédité morbide est très marquée chez ces malades... les tares se sont souvent accumulées à travers les générations. Aussi croyons-nous fermement que malformations et troubles mentaux sont la signature de la dégénérescence. Les myopathiques « primitifs » appartiennent fréquemment à la grande famille des dégénérés.

CHAPITRE II

DÉGÉNÉRESCENCE ET DÉGÉNÉRÉS

« Le groupe des dégénérés, dit Dallemagne (1), ne forme pas une espèce unifiée, délimitée... Cette absence de délimitation tient à des causes multiples. Les notions de dégénérescence et de déséquilibrement sont des notions qui évoluent encore. Elles manquent, pour se préciser, d'une manière stable, d'un critérium non encore fourni de l'état normal et de l'état d'équilibre. Les liaisons entre les types se font à l'aide de termes intermédiaires et les raisons des délimitations primitives semblent disparaître au fur et à mesure que les différences entre les catégories s'atténuent ou s'effacent. La variété et le nombre des stigmates servent à étendre davantage les limites de la dégénérescence et contribuent à rendre la précision de ses frontières plus délicate et plus difficile. »

C'est Morel, un des plus grands aliénistes de ce siècle, qui a introduit le premier dans le domaine scientifique la notion de dégénérescence (2). Voici en quels termes il la définit : « L'idée la plus claire que nous puissions nous former de la dégénérescence humaine est de nous la représenter comme une déviation maladive d'un type primitif. » Le célèbre médecin de Saint-Yon, range les causes de dégénérescence en

(1) Dallemagne, *Dégénérés et déséquilibrés,* 1885.
(2) Morel, *Traité des dégénérescences de l'espèce humaine* (Paris, 1857).

classes distinctes. Il étudie séparément les dégénérescences qui sont le résultat d'une intoxication et celles qui sont dues à un tempérament maladif, ou à une affection morbide antérieure. Puis, il examine les dégénérescences dans leur rapport avec le mal moral, avec les infirmités congénitales et avec les influences héréditaires. Il ne nous appartient pas de faire le procès des idées de Morel. D'autres, avant nous, tout en reconnaissant l'impulsion vigoureuse qu'il a donnée à la psychiâtrie moderne, ont relevé les tares de la conception de cet esprit novateur. Nous comprenons mal la notion d'un type parfait primitif ; elle a du reste disparu de la science, renversée par les doctrines de l'évolution et du transformisme.

Depuis Morel, l'idée de dégénérescence a parcouru du chemin. Vingt-quatre ans après, Dailly, qui a fait une étude générale de la dégénérescence, a écrit ces lignes : « Les dégénérescences sont des altérations organiques et fonctionnelles transmissibles par l'hérédité et aboutissant à la stérilité. » Pour cet auteur, le critérium essentiel est la stérilité finale. Dailly divise les causes de dégénérescence en pathologiques, toxiques, géographiques et climatériques, sociologiques. Il croit que « l'hérédité morbide peut s'accomplir par l'acte de la transformation pathologique », il diminue l'importance des diathèses et leur enlève leur cachet d'individualité. Parmi les causes toxiques de dégénérescence, il cite d'abord l'alcool, ce Génie de la dégénérescence, suivant l'expression de Dickinson. Il incrimine, en termes d'une haute éloquence, la division du travail, la civilisation, le progrès, et paraphrase la thèse de Rousseau dans l'*Émile* : « La nature a fait l'homme heureux et bon ; la société le déprave et le rend misérable. » Il termine enfin son étude par des considérations sur les agglomérations urbaines et la disparition des races inférieures au contact des races supérieures.

Dailly, effrayé par l'ampleur du tableau qu'avait tracé Morel, a voulu réduire le domaine de la dégénérescence. Mais il a confondu la régression individuelle et la régression collective. Le groupe des dégénérés n'est pas limité aux seuls êtres frappés de stérilité.

Dallemagne, s'inspirant des vues de Morel et de Magnan (1), a réparti les groupes des dégénérés selon une triple formule. Après avoir représenté l'équilibre dans la personnalité humaine comme un résultat de l'adaptation, il l'envisage dans les divers territoires de l'activité organique. Il conçoit l'existence d'un équilibre végétatif destiné à assurer la nutrition, d'un équilibre présidant au fonctionnement de la vie affective et d'un équilibre psychique réglant les manifestations intellectuelles. Ces trois équilibres, d'après Dallemagne, ont des localisations fonctionnelles.

Le premier se cantonnerait dans la moelle et le bulbe, le second dans les ganglions de la base, le troisième dans l'écorce. L'équilibre végétatif s'établirait sans le secours de la conscience, l'équilibre affectif aurait une conscience atténuée et une sensibilité générale. L'équilibre psychique, dernier né, n'aurait qu'une valeur coordinatrice.

Chacun de ces états d'équilibre peut être troublé. D'où diverses classes de dégénérescence. La loi de régression dicte le sens et la sériation du groupe des dégénérés. « Elle attaquera en premier lieu l'élément psychique. C'est dans le domaine de l'écorce, dans le monde des idées, des images ou des sensations complexes, qu'elle portera ses premiers coups. Puis la désorganisation reproduisant, en sens inverse, l'organisation, l'involution schématisant à rebours l'évolution, c'est la vie affective dans ses centres basiques qui se déséquilibrera en second lieu. Enfin, sous l'effort de l'hérédité accumulée, la vie végétative se troublera à son tour. Dans les

---

(1) Magnan, *Impressions de Sainte-Anne* (Paris, 1882).

3

désordres psychiques, la vie sociale répercutera, amplifiera les perturbations et fournira les stigmates sociologiques. Les troubles affectifs dépendront particulièrement des stigmates biologiques et fonctionnels. Les tares organiques anatomiques se révéleront d'une façon prépondérante dans les dégradations irréparables de la vie végétative (1). »

Telles sont, brièvement exposées, les idées qu'a développées avec un merveilleux talent le professeur de Bruxelles. Ce sont ces idées qui lui ont permis de tracer le tableau suivant des causes de dégénérescence et de déséquilibrement. Il envisage d'abord séparément le milieu et l'individu, et signale les causes exclusives au milieu physique ou social ; les causes exclusives à l'individu : monstruosités, arrêts de développement, maladies, intoxications, hérédité. Il réunit ensuite les causes communes au milieu physique ou social et à l'individu : dispositions héréditaires, dispositions constitutionnelles. Ce tableau, qui condense la somme des causes organiques et ambiantes de dégénérescence et de déséquilibrement, a besoin d'un correctif, et Dallemagne n'a pas omis de l'indiquer. En parlant de l'influence exclusive du milieu ou de l'individu, il entend la prédominance marquée de l'un ou l'autre de ces deux facteurs. De plus, il ne confond pas l'involution avec l'impossibilité de l'évolution et distingue le « ne pouvoir pas vivre » du « ne pouvoir plus vivre ».

Nous avons insisté avec complaisance sur les idées de Dallemagne, parce que cet auteur a le mérite de verser un peu de lumière sur les notions encore vagues de la dégénérescence et du déséquilibrement. Il a très bien décrit les anneaux de la chaîne qui relie le dégénéré supérieur, aux tares parfois brillantes, à l'idiot profond, expression suprême de l'irréparable déchéance. Il a enfin, à l'exemple de Magnan, établi une dif-

(1) Dallemagne, *loco citato*.

férence entre les dégénérescences acquises et les dégénéres-
fcences héréditaires, et montré que les maladies peuvent être
parfois assimilées aux tares congénitales.

Dans notre travail, il ne saurait être question de dégénérescence acquise. Nous étudions des malformés et nous pensons qu'ils sont victimes d'une hérédité plus ou moins capita-
lisée, plus ou moins lourde.

L'hérédité est « la transmission à l'être procréé des caractères, attributs et propriétés de l'être ou des êtres procréa-
teurs (1). »

C'est une loi biologique par laquelle « la nature se copie
et s'imite incessamment (2).» Quelque haut qu'on remonte dans
le passé, on trouve signalée l'hérédité physiologique. On a
observé de tout temps que les parents transmettent aux enfants leurs caractères morphologiques : la ressemblance des
traits, la taille et la forme du corps, la couleur de la peau, des
cheveux, l'expression de la physionomie, etc., etc. La lèvre
des Habsbourg, le nez des Bourbons, appartiennent à l'histoire. Comme les caractères physiques des parents, les modes
divers de l'intelligence se transmettent aux enfants. Ribot et
Déjerine (3) l'ont nettement démontré. L'hérédité psychologique doit être admise aussi bien que l'hérédité physiologique. Est-il besoin de rappeler les noms des Médicis, des Té-
nier, des Bassano, des Bernouilli, des de Jussieu, et, plus
près de nous, des Alexandre Dumas? Chez ces hommes
célèbres, les hautes facultés intellectuelles faisaient partie du
patrimoine de la famille. Ils se sont passé de père en fils, suivant l'expression de Lucrèce, le flambeau de l'immortalité.

Comment s'effectue la transmission héréditaire? C'est là

(1) P. L. Gendre, *l'Hérédité et la pathologie générale* (*Traité de Bouchard*), t. I, p. 270.

(2) Ribot, *De L'Hérédité psychologique*, Paris, 1882.

(3) Déjerine, *Hérédité dans les maladies du système nerveux*, 1896.

un gros problème qu'ont essayé de résoudre les naturalistes et les médecins. Darwin (1), Heckel (2), Spencer (3), Nœgeli (4), De Vries (5), Weissmann (6), Hertwig (7), Bouchard (8), ont édifié de savantes théories. Mais ils n'ont pu déchirer les voiles qui couvrent ce mystère. Mémoire des plastidules, ou continuité du plasma germinatif, l'hérédité est encore inexpliquée. On est obligé de dire avec Herbert Spencer que l'hérédité appartient à la catégorie des problèmes qui n'admettent qu'une solution hypothétique.

Un fait reste acquis : l'existence de l'hérédité. Elle existe dans le domaine physique et dans le domaine psychologique. Son influence ne s'arrête pas là ; elle joue un grand rôle en pathologie générale. « Les pères ont mangé des raisins verts, dit le Livre, et les dents des enfants en ont été agacées.» L'hérédité, sous ses diverses formes individuelle, familiale, ou ancestrale, se trouve placée au seuil de toutes les neuropathies. Ce mot doit être compris dans un sens très large. Ce ne sont pas seulement les maladies nerveuses des parents, qui peuvent produire la dégénérescence. La consanguinité, les intoxications, les maladies infectieuses, les maladies chroniques autotoxiques des générateurs peuvent les placer dans des conditions qui les rendent inaptes à engendrer un produit bien constitué. L'hérédité morbide peut s'accomplir par l'acte de la transformation pathologique. « La névropathie, la scrofule, la tuberculose, l'arthritisme, a écrit Féré (9), se trouvent

---

(1) Darwin, *De la variation des animaux*, t. II.
(2) Hœckel, *Essai de psychologie cellulaire*, Paris.
(3) Spencer, *Principes de biologie*, Paris, 1888 (3ᵐᵉ éd.).
(4) Nœgeli, *Mecanisch. Physiolog. Theorie*, München, 1884.
(5) De Vries, *Intracellulare Pangenesis*, Iena, 1884.
(6) Weissmann, *Die Continuität des Keimplasmœ*, etc., 1885.
(7) Hertwig, *La cellule et les tissus*, Paris, 1893.
(8) Bouchard, *Traité de pathologie générale*, t. I.
(9) Charles Féré, *La famille névropathique*.

diversement combinés dans les familles, et, dans certaines
conditions, leurs manifestations se transforment et s'excitent
réciproquement. »

On peut donc dire que l'hérédité est en quelque sorte la
clef de voûte du groupe des dégénérés. Émile Zola, dans ses
romans, a mis en lumière les méfaits dégénératifs de ce grand
facteur. L'histoire naturelle et sociale des Rougon-Macquart
est « une large fresque matérialisant les doctrines médicales
sur l'hérédité (1). » Jules Lemaître, dans « les Rois », nous
fait tristement assister à la fin d'une race usée « par le sur-
menage physique et moral d'une longue lignée de princes,
par plusieurs siècles de mariages entre consanguins ou de
mariages purement politiques, mal assortis et sans amour. »
Ce roman, comme l'œuvre de Zola, exprime une vérité saisissante, douloureuse. L'hérédité morbide n'est pas fatale ;
mais, si elle existe, elle pèse lourdement sur ceux qu'elle atteint. Elle marque de son empreinte le groupe des dégénérés.
Ce groupe présente des signes qui, « par la fréquence de
leur constatation, par la spécificité de leurs caractères, la
fixité de leur durée, peuvent être regardés comme pathognomoniques. » C'est ce qu'on nomme des stigmates.

Il y a deux classes de stigmates : les stigmates physiques et
les stigmates psychiques. Nous empruntons à Déjerine la
description des premiers :

« Les stigmates physiques les mieux connus, bien étudiés
par Morel, Legrand du Saule, etc., peuvent affecter, chez le
même malade, tous les organes, tous les appareils, et se tra-
duire par les anomalies, les vices de conformation les plus
divers. C'est surtout dans les asiles, dans les services affectés
aux idiots, que l'on peut étudier ces stigmates dans toute leur

---

(1) E. Toulouse, *Enquête médico-psychologique sur les rapports de la su-
périorité intellectuelle avec la névropathie*, 1896.

diversité ; et quoi d'étonnant à cela, si l'on songe que ces malheureux sont tous des victimes de l'hérédité morbide et fondent la dernière expression de la dégénérescence héréditaire? Dans une classe plus élevée, chez les simples déséquilibrés, les stigmates existent néanmoins, mais sous des aspects plus ou moins variés, sous des types plus ou moins complets.

» Les stigmates physiques les plus frappants sont ceux qui affectent le système osseux, et il y a longtemps qu'on a remarqué, dans ce sens, les déformations de la boîte crânienne produisant tous ces types divers, de microcéphalie, hydrocéphalie, acrocéphalie, plagiocéphalie, scaphocéphalie, dolicocéphalie, et, à des degrés moindres, les simples exagérations des bosses crâniennes, les dépressions irrégulières. On a signalé aussi, dans ces cas, des anomalies dans l'état intime des os, dans leur mode de développement, leur ossification, leurs sutures. Le squelette entier peut être atteint de même ; la face peut être asymétrique, le rachis incurvé, les os des membres eux-mêmes, atteints dans leur évolution, peuvent présenter toutes les apparences du rachitisme ; on a signalé l'existence possible de doigts palmés ou surnuméraires, les pieds bots sous leurs différents aspects, l'effacement de la voûte plantaire (1).

» Le système musculaire se développe tard, incomplètement; les muscles offrent toujours un état de flaccidité spéciale ; ils peuvent même être atrophiés.

» L'appareil digestif n'est pas épargné ; la voûte palatine est asymétrique, quelquefois étroite, ogivale, les lèvres souvent épaisses ; les becs-de-lièvre, simples ou compliqués, sont très fréquents ; les dents, irrégulièrement implantées, appa-

_____

(1) A ces stigmates, on peut joindre les déformations thoraciques dont nous avons déjà parlé.

raissent tard ; leur nombre peut être diminué ; elles se carient aisément ; leur implantation n'est pas normale, et dans certains cas le prognathisme est très accentué. D'ailleurs, le maxillaire inférieur est souvent très développé, proéminent, très lourd, et certains auteurs, tels que Lombroso, ont voulu voir là un signe distinctif des dégénérés à tendances vicieuses, à instincts nuisibles.

» Les appareils respiratoire et circulatoire sont les moins atteints ; notons seulement la fréquence, chez les dégénérés, de la tuberculose pulmonaire ; des troubles vaso-moteurs se manifestant surtout par des rougeurs passagères au visage et par une teinte cyanique aux extrémités.

» Des anomalies assez caractéristiques sont celles qui affectent l'appareil génito-urinaire. Je me bornerai à signaler la grande fréquence des phimosis, les hypospadias, la descente tardive des testicules ; chez la femme, des anomalies diverses : imperforation et cloisonnement du vagin, troubles de la menstruation.

» Du côté de la peau, on rencontre la coloration violacée due aux troubles vaso-moteurs, la sensation de froid qu'elle donne au contact, l'odeur spéciale qu'elle exhale souvent, puis des troubles trophiques divers, le myxœdème, des anomalies du système pileux. Notons, en passant, l'existence, chez la femme, de barbe, de moustaches, et le double tourbillon des cheveux, trace d'une anomalie de développement de l'extrémité céphalique du canal vertébral (Féré). Les organes des sens eux-mêmes offrent à considérer des signes spéciaux souvent très accentués : du côté de l'œil, ce sont des blépharites chroniques, le strabisme (Morel, Féré), la cécité congénitale, l'amblyopie, le daltonisme, l'épicanthus, le coloboma de l'iris, des altérations du fond de l'œil, telles que l'albinisme, la rétinite pigmentaire, les déformations de la papille, l'émergence irrégulière de l'artère centrale de la rétine, etc. Pour le sens de l'ouïe, je rappellerai la surdi-mutité, les déformations de l'oreille externe, l'adhérence du lobule de l'oreille, les anomalies de l'hélix, dont une, décrite par Féré et Huet, consiste en un prolongement de la racine de l'hélix qui, rejoignant l'anthélix, sépare ainsi la conque en deux parties.

» Des différents systèmes de l'économie, le système nerveux est incontestablement celui qui porte le plus la marque de l'influence prépondérante de l'hérédité. Les parties périphériques aussi bien que l'axe central peuvent être atteintes ; je ne ferai qu'énumérer, pour le moment, les migraines, les vertiges, les convulsions, les tics, les chorées, les désordres variés de la sensibilité cutanée ou viscérale, les hallucinations, les troubles du sommeil : cauchemar, rêves, somnambulisme, narcolepsie.

» C'est encore au système nerveux qu'il faut rapporter les stigmates d'ordre psychique que présentent les héréditaires dégénérés (1). » Ces stigmates peuvent affecter l'intelligence, le caractère, la conduite, la volonté, l'émotivité.

Au bas de l'échelle des dégénérés qui présentent des troubles de l'intelligence, se trouve l'idiot, dont les facultés mentales sont nulles. Chez lui, le déséquilibre nutritif s'accuse partout, il a des vices de développement monstrueux.

Au-dessus, sont les imbéciles, ces idiots « élevés en dignité ». Les stigmates physiques sont fréquents, mais moins grossiers que chez les idiots. L'intelligence est rudimentaire, l'attention instable, la mémoire est d'ordinaire lente. Les imbéciles manquent d'initiative, de jugement ; leurs instincts sont mauvais, vicieux. Egoïstes, vaniteux, remplis d'orgueil, menteurs, lâches, paresseux, ils se livrent aux excès alcooliques ou génésiques. Ce sont des êtres anti-sociaux.

Les débiles ou faibles d'esprit sont plus élevés dans l'é-

(1) Déjerine, *loco citato*.

chelle que les imbéciles. Ils ont les mêmes vices intellectuels,
moins prononcés. Ils éprouvent mille difficultés à s'assimiler
les notions qu'on essaie de leur inculquer. Ils sont incapables
de jugement ; jamais ils n'émettent une opinion personnelle.
Inaptes à généraliser, ils peuvent occuper une petite place au
soleil... mais ne s'élèvent jamais haut. Accessibles aux
erreurs grossières, aux préjugés, d'une grande crédulité, ils
se laissent souvent duper. Ils sont impuissants à régler leur
vie, à diriger leur affaires.

Au sommet de l'échelle apparaît le déséquilibré. Ce qui le
caractérise, c'est le developpement inégal de ses facultés. Les
unes sont normales, parfois même brillantes, les autres offrent
des lacunes. Son imagination est souvent très développée et
il brille d'un vif éclat dans le domaine de la littérature, des
arts, rarement dans celui des sciences : c'est un dégénéré
supérieur. Mais le jugement lui fera défaut ; ou bien il aura
des bizarreries de caractère, des perversions d'instinct, des
anomalies de sens moral. Il s'appellera Villon, Jean-Jacques
Rousseau, Alfred de Musset, Verlaine. Il se tiendra aux frontières de la folie ; parfois même sa raison sombrera et il subira
le triste sort de Guy de Maupassant, frappé en pleine
gloire.

Le dégénéré est parfois persécuteur ; il a des obsessions,
des impulsions, la folie du doute, la recherche angoissante
du mot, mille et une phobies, de l'aboulie, des perversions
sexuelles.

Une description détaillée des stigmates psychiques de dégénérescence nous tente. Il serait pour nous d'un haut intérêt
d'étudier l'émotivité et l'intellectualité morbides, de montrer
leur rôle dans l'art et la vie littéraire, les rapports de la supé-
riorité intellectuelle avec la dégénérescence, mais nous ne
voulons pas sortir du cadre que nous nous sommes tracé.

Quelle est la valeur des divers stigmates de dégénéres-

cense ? Quelle confiance peut-on leur accorder ? Leur nombre s'accroît tous les jours. On a décrit comme signes de
dégénérescence des variations morphologiques tout à fait normales, certaines tournures d'esprit, les particularités les plus
intimes de nos inclinations, de nos sympathies ou de nos
antipathies. Max Nordeau (1) a vu des dégénérés partout
dans la littérature. Aussi des esprits sensés se demandent-ils
anxieusement s'il est bien vrai que le déséquilibre nous guette
à chaque pas, si le grain de fantaisie qui fait éclater le rire,
l'originalité qui nous marque et nous attire, annoncent la dégénérescence. D'autres, comme Manouvrier (2), Sanson (3),
exercent leur verve railleuse. L'hérédité dégénérative n'est
pas cependant une vaine formule. Les stigmates que nous
venons d'étudier ne sont pas une pure conception de l'esprit.
Ils on une haute signification mais ils ont besoin d'être grou-
pés, rapprochés. Nous ne mettrons pas l'étiquette de dégénéré sur un homme qui ne présente que du strabisme ou un
double tourbillon de cheveux, sans troubles mentaux. De
même que la pureté des formes ne saurait influer sur notre
diagnostic. Esquirol l'a fort bien dit, il est des imbéciles
beaux comme l'Apollon du Belvédère. En présence d'un sujet
nous examinerons toujours son état psychique et son état
physique ; nous ferons une enquête sur ses antécédents
héréditaires et personnels.

Les stigmates de la dégénérescence ont des valeurs différentes. Les signes anatomiques sont la traduction de la tare
arrivée à son plus haut point. Toutefois, un seul signe psychique, anomalie du sens moral, trouble marqué de l'intelli-

(1) Nordau, *Entartung* (Berlin 1892).

(2) Manouvrier, *Les aptitudes et les actes* (Conférence annuelle de Broca à la
Société d'anthropologie, 1891).

(3) Sanson, *L'hérédité normale et pathologique* (Paris 1893).

gence, de l'émotivité, ou de la volonté, aura pour nous une valeur plus grande qu'un stigmate physique.

Nous ne saurions mieux terminer ce chapitre qu'en citant ces quelques lignes de Dallemagne, frappées au coin de la raison : « Les stigmates qui s'accusent simplement par un trouble comme perdu dans un repli ignoré de l'écorce doivent nous paraître suspects. A ceux-là nous réclamerons l'autorité des autres et, pour eux-mêmes, nous exigerons des caractères d'intensité, de répétition, d'inconséquence, de ténacité. Il faudra qu'ils nous apparaissent pénétrant profondément, pour ainsi dire, la trame de la vie psychique. En résumé, ce n'est pas tant le déséquilibre que l'impossibilité de revenir à l'équilibre qui caractérise la déséquilibration. »

CHAPITRE III

OBSERVATIONS

Observation I

(PERSONNELLE)

Myopathie progressive (type LEYDEN-MŒBIUS)

En 1892, le nommé Paul A..., alors âgé de neuf ans, est entré à l'hospice Sainte-Marguerite, salle Saint-Lazare.

ANTÉCÉDENTS HÉRÉDITAIRES. — Branche paternelle : Le père de Paul est débauché, profondément alcoolique. Il s'enivre souvent et c'est souvent en état d'ivresse qu'il pratique le coït. Il est brutal, méchant, très paresseux, jaloux, bien qu'il ait plusieurs maîtresses. Il se livre à beaucoup de projets qu'il ne réalise jamais. Ses parents sont très emportés, et le grand-père paternel de Paul était brutal et alcoolique.

Branche maternelle : La mère n'a ni frères, ni sœurs. Elle est en bonne santé et n'a jamais été sérieusement malade. Elle a une conduite peu rangée. Le grand-père maternel de Paul était alcoolique, coureur ; il a disparu, il y a longtemps, laissant sa femme et sa fille, et n'a plus donné signe de vie. La grand'mère maternelle est bien portante. Elle a eu deux enfants morts en bas âge ; nous n'avons pu savoir à la suite de quelle maladie.

La mère de Paul a reçu de mauvais traitements pendant ses grossesses. Elle a trois enfants : deux jumeaux, Paul et Marius, et un enfant nommé Léon, qui a aujourd'hui douze ans.

ANTÉCÉDENTS PERSONNELS. — Paul a eu la rougeole à l'âge de quatre ans ; il a été assez gravement malade. A cinq ans, il a eu la variole, et à six ans, il a été atteint de pneumonie. Quelque temps après, il a eu de l'eczéma impétigineux du cuir chevelu. A l'âge de sept ans, Paul se plaint d'une faiblesse extrême dans les jambes ; il accuse de violentes crampes dans les mollets. Sa démarche devient de plus en plus difficile ; ses pieds prennent l'attitude des pieds bots varus équins. Il marche à la façon des canards, et ne peut se relever quand il fait une chute. Ses membres inférieurs s'atrophient sans passer par une phase d'hypertrophie.

ÉTAT ACTUEL. — Nous observons Paul quatre ans après son entrée à l'hôpital... *L'indice céphalique est 85,7. Le crâne est un peu asymétrique ; la bosse occipitale gauche est plus saillante que la droite. La région occipitale est aplatie dans son ensemble. Légère asymétrie de la face dont le côté droit est moins développé que le gauche.* Rien de particulier du côté des oreilles. *La voûte palatine est ogivale.*

DENTITION. — *Les incisives sont dentelées, ébréchées, en leur milieu. Pas de grosses molaires en bas. Le stigmate de dégénérescence qu'a signalé Camuset existe (on constate l'absence du chevauchement habituel de la partie antérieure des arcades dentaires). Les canines ne se différencient pas des incisives. La deuxième prémolaire du maxillaire supérieur (à gauche) manque. Les prémolaires du maxillaire inférieur à gauche sont cariées.*

La physionomie est inintelligente. La bouche est largement fendue ; les lèvres sont minces. L'occlusion des yeux se fait parfaitement. Le thorax est proéminent à sa partie inférieure, à l'union des trois dernières côtes avec les fausses (déformation en carène). Il est très amaigri. Les clavicules font une saillie très accentuée ; les espaces intercostaux se dessinent très nettement. Les muscles pectoraux ont disparu presque complétement ; cette disparition a déterminé le relèvement des épaules qui ont l'aspect de porte-manteaux. Les omoplates se détachent vigoureusement en arrière. La colonne vertébrale présente une courbure à convexité gauche, dans la région lombaire. Les muscles de la face antérieure du bras sont atrophiés. La longue portion du biceps est fortement rétractée des deux côtés. Le bras droit est plus atrophié que le gauche. La circonférence de celui-ci, à son tiers moyen, est de quatorze centimètres ; celle du bras droit est de treize centimètres. Les muscles de l'avant-bras sont atrophiés. L'éminence thénar et l'éminence hypothénar, les muscles interosseux, ont presque disparu. Les articulations des phalanges entre elles ont une tendance à se luxer.

L'enfant peut fléchir et étendre les mains, mais il n'a aucune force ; l'examen au dynamomètre est impossible. Il ne peut porter les mains sur la tête, ne peut atteindre la bouche avec une main qu'en se servant de l'autre. S'il veut mouvoir son bras en avant, il est obligé de lui faire exécuter des mouvements de reptation en l'appuyant sur un plan résistant. Ses pieds sont très déformés, ainsi que le montre la photographie. Ce sont des pieds bots varus équins.

Les muscles de la jambe sont complètement atrophiés. Atrophie du quadriceps. La corde des adducteurs est fortement rétractée. Pas de déformations du tibia ni du fémur. L'attitude de l'enfant debout n'est pas possible. Il reste assis à condition d'être dans une rectitude parfaite. Sitôt qu'il est légèrement poussé en avant ou en arrière, il s'écroule.

Les divers réflexes sont abolis. Les réactions de dégénérescence ont été recherchées sur les principaux muscles par la galvanisation et la faradisation ; elles n'existent pas. Le côté droit est plus sensible au courant que le gauche. Le courant détermine une rougeur extrêmement vive.

La sensibilité est conservée ; elle est même exagérée. L'enfant présente quelques troubles trophiques.... de l'hypersudation, de la desquamation en diverses parties du corps et de l'eczéma du cuir chevelu. Il présente des troubles vaso-moteurs qui se manifestent par de vives rougeurs de la peau. La température générale est au-dessous de la moyenne ; elle varie entre 36° et 36°5.

Les organes génitaux sont atrophiés ; la verge est celle d'un enfant de quatre à cinq ans. Les testicules ont la grosseur d'un haricot ; ils courent dans le canal inguinal. Le malade est atteint de phimosis.

L'appareil digestif, l'appareil respiratoire et l'appareil cardiaque fonctionnent bien.

EXAMEN DES URINES (1). — De couleur paille, elles ont une consistance fluide, une réaction acide, une densité variant entre 1.005 et 1.013. Elles contiennent de 3 à 6 gr. d'urée par litre, 1 gr. de phosphates environ, 0 gr. 03 à 0 gr. 04 d'acide urique. Ni sucre ni albumine.

ÉTAT PSYCHIQUE. — *Paul est menteur, querelleur. Il est fermé aux sentiments d'affection, ne demande jamais des nouvelles de sa famille. Il est paresseux, violent. Dépourvu d'intelligence, il est allé pendant trois ans à l'école, mais il n'a jamais pu apprendre à lire et à écrire. Quand on l'interroge, il se met béatement à rire. Tout jeune, il vagabondait ; il a découché une fois, à l'âge de six ans ; il avait de la kleptomanie.*

(1) Nous tenons à remercier notre excellent ami Defarges, pharmacien de l'hospice Sainte-Marguerite, qui s'est livré, à diverses reprises, avec beaucoup de soin, à l'examen des urines de nos deux petits malades (Obs. I et II).

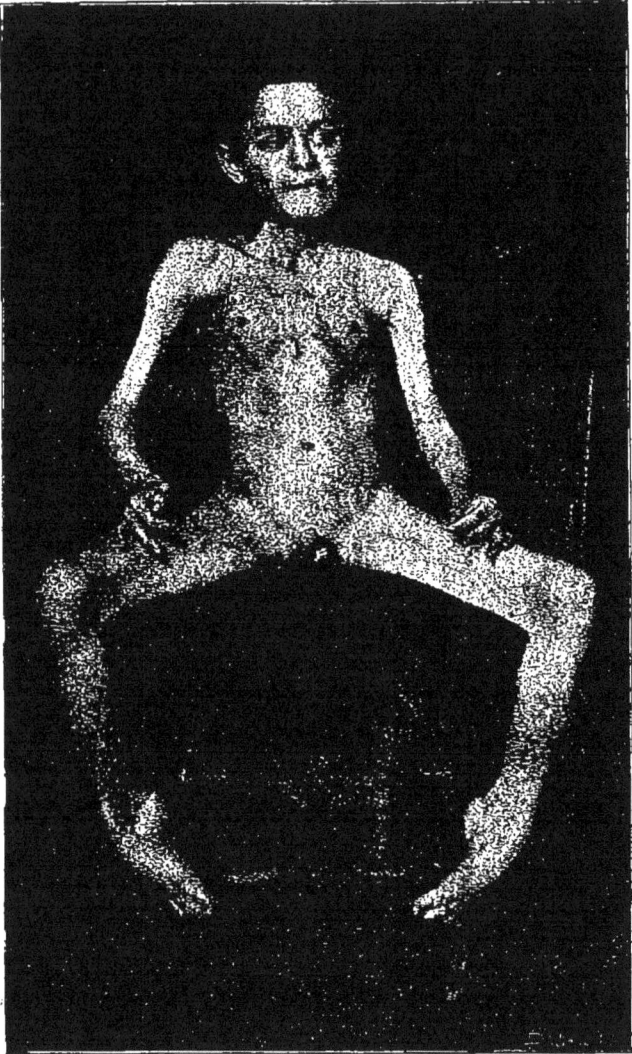

PHOTOGRAPHIE DE PAUL A... (Obs. I).

(Nous devons les photographies de Paul et de Marius A...
à l'amabilité de notre ami Dalichoux, interne en pharmacie,
que nous sommes heureux de remercier.)

Observation II

(PERSONNELLE)

Myopathie progressive (type LEYDEN-MŒBIUS)

En 1890, le nommé Marius A..., frère jumeau du précédent, est entré à l'hospice Sainte-Marguerite, salle Saint-Lazare. Il était alors âgé de sept ans.

ANTÉCÉDENTS HÉRÉDITAIRES déjà connus.

ANTÉCÉDENTS PERSONNELS. — Le casier pathologique de Marius ressemble exactement à celui de Paul. Il a eu successivement une rougeole, une variole, une pneumonie, un eczéma impétigineux du cuir chevelu. A l'âge de sept ans, il s'est plaint d'une faiblesse extrême des jambes et de crampes dans les mollets. Il éprouvait des sensations de morsures.

Sa démarche devint difficile ; ses pieds prirent l'attitude des pieds bots varus équins. Il tombait fréquemment; ses membres maigrissaient. L'atrophie atteignit d'abord les membres inférieurs.

ÉTAT ACTUEL. — *L'indice céphalique de Marius est 81,7. La région occipitale est aplatie dans son ensemble. Le crâne est un peu asymétrique. La bosse occipitale gauche est plus saillante que la droite. Le côté gauche de la face est plus développé que le côté droit. La voûte palatine est ogivale.* Rien de particulier du côté des oreilles et des yeux. Rien d'anormal du côté des dents ; on constate pourtant *le signe de Camuset.*

L'enfant a la tête fortement inclinée à droite. On sent de ce côté la corde du sterno-cléido-mastoïdien très rétractée. L'expression de la physionomie de Marius est bête comme celle de Paul.

La saillie des côtes est très accusée. Le thorax est incurvé à droite. Aplati de ce côté, il bombe de l'autre. Les espaces intercostaux sont déprimés. Atrophie très marquée des pectoraux. Les deltoïdes sont assez conservés, comme ceux de son frère. Les épaules sont relevées. La colonne vertébrale présente une courbure latérale à concavité droite (la corde de l'arc est de 7 centimètres). Les sous-scapulaires, sous-épineux et rhomboïde paraissent assez conservés.

Les bras sont très grêles. Le gauche est moins atrophié que le droit. Les circonférences supérieure, moyenne, inférieure du bras droit sont 15 centimètres, 13 et 13.

Celles du bras gauche : 16, 15 et 15. Les muscles de l'avant-bras sont légèrement atrophiés. Le biceps est très rétracté, le coude ankylosé. Les éminences thénar et hypothénar, les muscles interosseux ont presque disparu.

Marius est incapable de lever les bras sur la tête, de les porter à la bouche. Les mouvements d'abduction et d'adduction sont impossibles. Il ne peut exécuter, avec mille difficultés, que quelques mouvements de reptation sur le thorax. La main exécute antour du poignet de très faibles mouvements de pronation et de supination. Elle peut se fléchir ; mais le médius est en retard sur les autres doigts et ne peut atteindre la paume de la main. L'extension complète est impossible. L'index des deux côtés reste fléchi ; la main a une tendance à la griffe.

L'enfant ne peut rester assis, s'il n'a pas le dos appuyé. Sitôt qu'il est légèrement poussé en avant ou en arrière, il s'écroule comme une masse.

Les muscles de la jambe sont complètement atrophiés, ainsi que ceux de la région antérieure de la cuisse. La corde des adducteurs des deux côtés est fortement rétractée. Les muscles de la région postérieure de la cuisse sont assez conservés.

Atrophie des fessiers. L'enfant ne peut se tenir debout. Abolition de tous les réflexes.

L'examen électrique des muscles et des nerfs de Marius a donné des résultats négatifs. Pas de réaction de dégénérescence.

L'œil est frappé par un état ichtyosique de la peau des membres, surtout des membres inférieurs (voir les taches de la photographie) Eczéma séborrhéique du cuir chevelu. On constate les troubles vasomoteurs qu'on observait chez Paul.

La sensibilité est conservée, exagérée même sur les membres inférieurs. La température générale oscille entre 36° et 36°5.

Rien à noter du côté de l'appareil digestif ; rien du côté de l'appareil pulmonaire. L'auscultation du cœur fait entendre un bruit de souffle systolique, à la base.

EXAMEN DES URINES.— La couleur en est jaune paille, l'aspect, légèrement louche, la consistance fluide, la réaction neutre. Elles contiennent 5 à 6 grammes d'urée par litre ; 0 gr. 02 à 0 gr. 03 d'acide urique. 1 gramme environ de phosphates. Ni sucre ni albumine. (La quantité rendue en vingt-quatre heures est un litre.)

La verge est celle d'un enfant de quatre à cinq sans. Il a du phimosis.
Les testicules, extrêmement atrophiés, courent dans le canal inguinal.

ÉTAT PSYCHIQUE. — Marius est complètement inintelligent, très menteur. Il est incapable d'affection : violent, paresseux. On n'a jamais pu lui
apprendre à lire ni à écrire ; il ne peut fixer son attention.

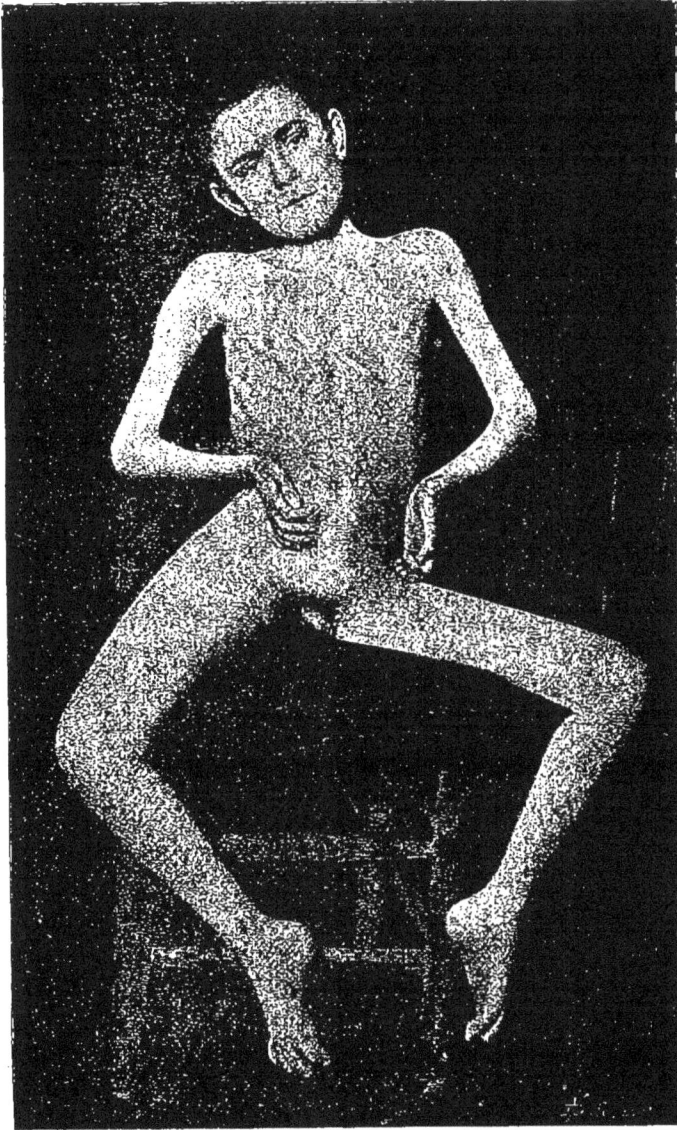

PHOTOGRAPHIE DE MARIUS A... (Obs. II).

Observation III

(Recueillie dans le service du Dr Oddo, dispensaire de la rue Saint-Sébastien (1)
Paralysie pseudo-hypertrophique

Le 28 janvier 1896, le nommé Léon A..., âgé de douze ans, frère
des précédents, est entré au dispensaire de la rue Saint-Sébastien.

ANTÉCÉDENTS HÉRÉDITAIRES. — Déjà connus.

ANTÉCÉDENTS PERSONNELS. — Les mêmes que ceux de ses frères.

ÉTAT ACTUEL. — *Crâne asymétrique. Bosse occipitale droite plus saillante que la gauche. Région occipitale aplatie dans l'ensemble. Bosse
frontale plus saillante à droite qu'à gauche. Voûte palatine aplatie et
élargie.* Rien à noter du côté des oreilles et de la face.

DENTITION. — *Incisives larges, crénelées, écartées l'une de l'autre. Les
canines et les molaires manquent des deux côtés.*

Occlusion parfaite des yeux. Bouche large, lèvre supérieure mince
avec tendance à s'ourler en dehors. Rire en travers. L'aspect de la
bouche donne à la physionomie une expression qui rappelle celle de
ses frères.

Saillie des fausses côtes, des cartilages costaux des deux côtés avec
dépression du sternum, surtout visible aux deux tiers inférieurs de
cet os. La poitrine a une forme triangulaire.

Musculature : Atrophie considérable des grands pectoraux des deux
côtés. Cette atrophie a entraîné, par la prédominance du trapèze, le
relèvement des épaules. Les muscles rhomboïdes et sous-scapulaires,
sous-épineux des deux côtés paraissent plus volumineux, surtout à
droite. Saillie des muscles de la gouttière lombaire, surtout du côté
droit. Les côtes ne sont pas plus apparentes qu'à l'état normal.

Membres supérieurs : Saillie des muscles deltoïdes constituée par
une augmentation de volume, mais surtout par l'atrophie des muscles
voisins, en particulier du grand pectoral et des muscles du bras. Bras
grêles. Atrophie portant surtout sur le biceps, le coraco-brachial et le

(1) Nous prions Mme la comtesse Gilbert des Voisins d'accepter nos sincères
remerciements pour l'amabilité avec laquelle elle nous a ouvert son dispensaire. Nos remerciements s'adressent aussi à M. le docteur Oddo qui nous a
autorisé à publier cette observation ; à Miss Anna Hamilton qui l'a recueillie
et a bien voulu nous l'offrir, en y joignant les photographies du petit malade.

triceps. Les muscles de l'avant-bras sont conservés. Les muscles de l'éminence thénar et de l'éminence hypothénar, les interosseux sont atrophiés. Mouvements extrêmes du membre supérieur limités. L'enfant ne peut porter les mains sur la tête qu'en la baissant et en soutenant l'avant-bras avec la main du côté opposé. L'abduction est particulièrement limitée. Pour lancer les objets en avant, Léon est obligé de saisir la main qui lance avec la main du côté opposé. Pour manger, il est contraint de baisser la tête vers la fourchette ou la cuillère légèrement soulevée.

Membres inférieurs : Pieds équins. Muscles de la région postérieure du mollet considérablement augmentés de volume. Muscles de la région antéro-externe très volumineux. Les triceps cruraux sont très saillants, surtout à gauche.

Les muscles de la région postérieure de la cuisse sont bien conservés. On constate une incurvation à concavité postéro-externe des deux tiers supérieurs du tibia. Cet os est tordu sur lui-même de telle sorte qu'à la partie supérieure, la saillie est formée, non par l'arête mais par la face antérieure. Le tibia forme un arc dont une ligne rejoignant la malléole externe à l'épiphyse du péroné formerait la corde. Du reste, le péroné lui-même paraît avoir subi l'incurvation du tibia. Cette déformation des os de la jambe est bien distincte de la déformation rachitique. Elle a manifestement pour origine la prédominance d'action des muscles de la région antéro-externe, qui ont exercé une traction sur les deux extrémités du tibia. La conséquence de cette déformation est que, dans l'attitude debout, les segments inférieurs des jambes se touchent à leur partie supérieure, tandis que les parties inférieures sont fortement écartées (Voir la photographie). Une autre conséquence de la torsion du tibia sur lui-même est que l'équinisme varus est transformé en valgus par la déviation de la pointe des pieds en dehors.

Lorsque l'enfant est debout, la pointe des pieds est en dehors, les talons sont relevés, les genoux et les cuisses accolés. L'ensellure est prononcée et le thorax projeté en avant. Dans cette attitude, l'équilibre de l'enfant est des plus instables et il tend sans cesse à tomber en avant.

Dans la marche, le thorax est projeté en arrière, accentuant encore l'ensellure et déplaçant le centre de gravité. Les épaules sont effacées. Les membres inférieurs se portent dans l'abduction, de sorte que la projection des membres se fait en dehors encore plus qu'en avant. Le genou est remonté très haut, tandis que la pointe des pieds est abaissée vers le sol et est portée fortement en dehors. Dans l'ensemble, la démarche est caractérisée par un déhanchement très prononcé, démarche de canard à laquelle se joint le mode de déplacement particulier des membres inférieurs qui rappelle certains pas de danseuses (pointes).

L'enfant se maintient assis à condition d'être dans une parfaite rectitude. Sitôt que la partie supérieure du thorax est déplacée, il s'écroule comme une masse et ne peut se retenir ni à l'aide des mains et des coudes, ni par la tonicité des muscles du tronc. Il lui est impossible de se redresser. Debout ou en marche, dès que l'équilibre est dérangé, il tombe lourdement et heurte le sol du front qui porte les traces de ses chutes. Les membres sont alors placés dans l'attitude où le hasard les a mis : c'est une chute de polichinelle.

Troubles trophiques : macules à la partie supérieure du thorax. Pustules érythémateuses au niveau des mollets, des talons et des doigts. Chute de l'ongle du médius droit. Hypersudation des extrémités.

La verge et les testicules sont atrophiés, mais l'atrophie est moins marquée que chez les précédents. Le malade a de l'incontinence d'urine.

ETAT PSYCHIQUE.— *Léon est inintelligent comme ses frères. Il n'a aucune instruction. Très irascible, il se livrait à des scènes fréquentes, au dispensaire; il lui arrivait même de mordre les personnes de son entourage, Il est fermé à tout sentiment d'affection.*

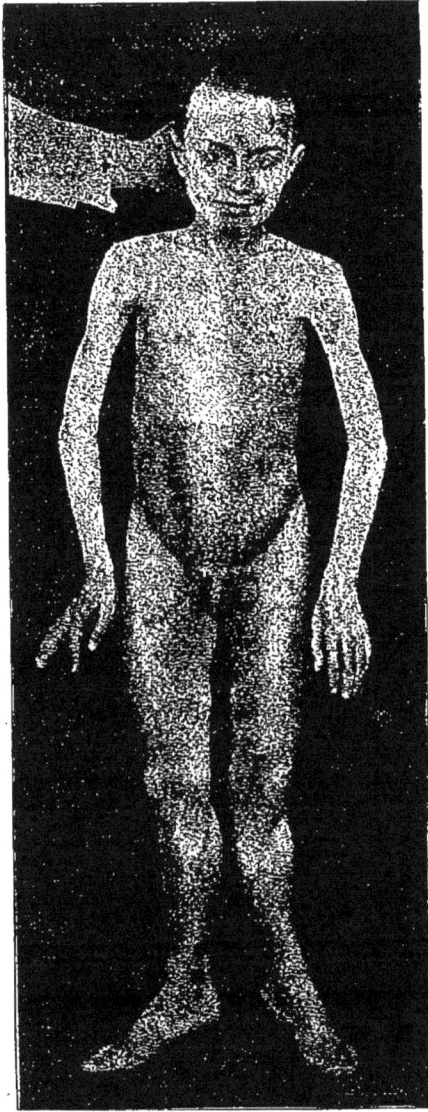

Photographie de Léon A... (Obs. III).

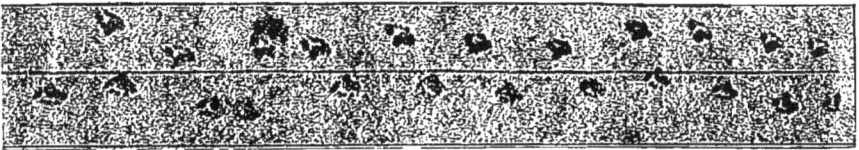

Empreinte des pas.

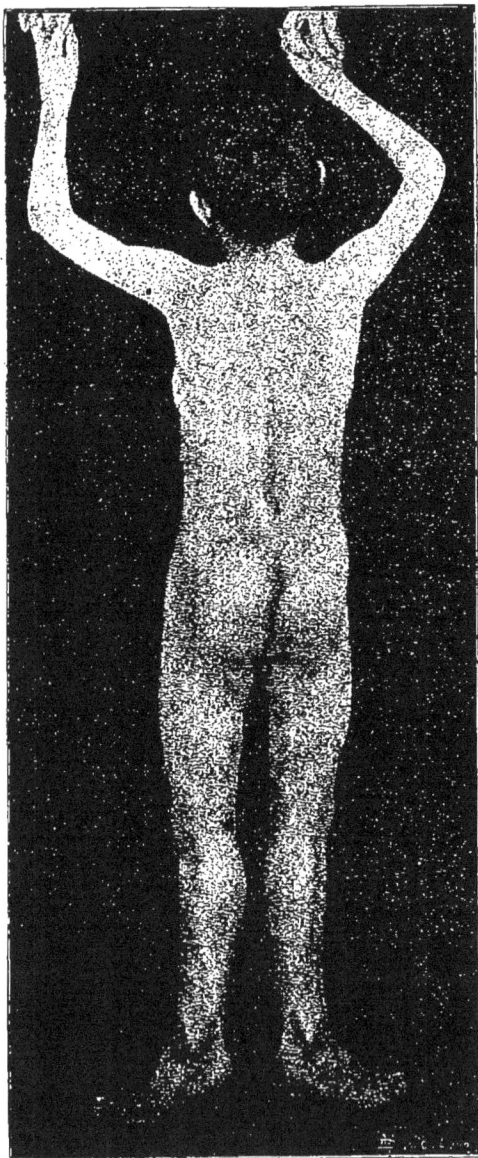

PHOTOGRAPHIE DE LÉON (vu de dos).

Observation IV

(Communiquée par M. le Dr Bidon)

Victor G., dix-huit ans, serrurier.

Antécédents héréditaires. — Le grand-père paternel avait le bras gauche atrophié, on ne sait à la suite de quelle cause. Le père est migraineux et vieil alcoolique.

Mère et sa famille : normales.

Antécédents personnels. — Victor est resté à l'école jusqu'à l'âge de quinze ans ; mais a peu profité. Dès qu'il travaillait un peu il souffrait de la tête. Il a toujours été peu attentif et lent à comprendre ; mais très doux et manquant tout à fait de volonté. A sa sortie de l'école primaire, il est entré dans un atelier de serrurerie. Bonne conduite, mais très peu d'habileté. Il est demeuré inférieur aux autres apprentis. Il s'est bientôt mis à se plaindre d'une fatigue dans tout le corps, sans qu'il ait été obligé d'interrompre son travail. Enfin, à seize ans, sa mère a commencé à s'apercevoir que ses bras maigrissaient. Dans l'enfance, il avait eu un abcès — probablement d'origine osseuse — au niveau de la partie supérieure du sacrum.

Depuis longtemps il éprouve des bourdonnements d'oreilles, surtout du côté droit. Il a l'ouïe très dure de ce côté.

État actuel. — Examens des 26 juillet et 3 août 1895 :

Tête : crâne volumineux dans sa partie postérieure ; front bas et étroit ; oreilles en anse ; dents très irrégulièrement implantées. Yeux et paupières normaux. L'orbiculaire des lèvres est atrophié. Les lèvres sont minces, renversées en dehors, ne permettant ni de siffler, ni de faire le geste du baiser. Rire en travers. Cet état semble exister depuis longtemps, car la mère n'a guère remarqué de changement dans le visage de son fils.

Tronc : Atrophie des rhomboïdes et de la partie supérieure des trapèzes ; d'où épaules en forme d'ailes. Hypertrophie très apparente des deltoïdes, des sus et sous-épineux, qui n'ont cependant presque pas de force (pseudo-hypertrophie).

Un peu de lordose paralytique.

Membres : Atrophie des grands et petits pectoraux, des biceps, des brachiaux antérieurs, des triceps et des longs supinateurs. Les avant-bras et les mains sont intacts.

Les membres inférieurs paraissent n'avoir subi encore aucune
atteinte.

Cette atrophie musculaire se présente avec les caractères suivants :

1° Absence de tout mouvement fibrillaire.

2° Conservation de l'excitabilité faradique, avec légère diminution,
proportionnelle pour chaque muscle au nombre des fibres détruites.
Pas d'hyperexcitabilité mécanique des nerfs ni des muscles. L'explo-
ration galvanique n'a pu être pratiquée.

3° Pas de rétractions tendineuses.

4° Pas de modifications des réflexes Ni troubles trophiques, ni troubles sensitifs.

ETAT PSYCHIQUE. — La sensibilité morale est assez vive. L'enfant
aime ses parents et ne veut pas les quitter pour entrer à l'hôpital. Il
est affectueux pour ses amis, et facile à émotionner. *Il manque de volonté, obéit avec plaisir, mais n'a par lui-même aucune initiative. Son
intelligence est très faible ; dès qu'on lui demande quelque chose qui sort
des banalités courantes, il ne comprend pas, hésite à répondre. Sa mémoire
est lente dans le rappel des souvenirs. Il n'a pas la moindre présence
d'esprit.*

Observation V

(Communiquée par M. le Dr BIDON)

Myopathie progressive (type LANDOUZY-DÉJERINE) -

Le nommé B... (Auguste), âgé de vingt-deux ans, peintre, est venu
me consulter à cause de la gêne sérieuse qu'il éprouve à se mouvoir.

ANTÉCÉDENTS HÉRÉDITAIRES. — La mère a toujours eu les membres
supérieurs faibles ; elle n'a jamais pu se coiffer elle-même, tant elle
éprouve de difficultés à élever les bras horizontalement ou verticalement. Sa figure n'a rien de particulier. Le tronc est correct, les membres inférieurs semblent normaux. La gêne des mouvements des membres supérieurs tient à l'atrophie très appréciable des deltoïdes et des
biceps ; les autres muscles des bras semblent aussi atteints. Les avant-
bras sont moins atrophiés ; les mains paraissent normales. Cette malade n'a été vue que superficiellement. J'ai eu beaucoup de peine à la
décider à se laisser examiner quand ses fils m'eurent parlé de son infirmité. Je n'ai pu la décider à se dévêtir suffisamment pour un bon

examen, ni à se laisser électriser. Elle est peu intelligente et plus scrupuleuse que de raison. Elle ne donne pas de réponse au sujet de l'hérédité.

HISTOIRE DU MALADE. — La myopathie d'Auguste semble avoir commencé de très bonne heure, en débutant par les muscles de la face et surtout par ceux des lèvres. Il a aujourd'hui le facies myopathique classique. Son front n'est pour ainsi dire pas mobile ; l'œil a quelque peine à se fermer complètement et l'orbiculaire labial est assez altéré pour que la lèvre se renverse en dehors, sous forme de bourrelet.

Dans le rire ou le sifflement, il y a élargissement transversal de la fente buccale. Ce renversement des lèvres et cet aspect peu mobile du masque facial sont de très ancienne date, puisqu'ils existaient sur une photographie prise à l'âge de six ans. La famille ajoute que l'enfant a toujours été ainsi.

De bonne heure, les muscles du tronc ont été atteints ; il y a bien longtemps qu'une lordose des plus prononcées existe. La colonne lombaire est très concave en arrière et la perpendiculaire menée de l'apophyse épineuse de la septième vertèbre cervicale tombe bien en arrière du sacrum. Les gouttières vertébrales sont excavées ; les omoplates se détachent fortement de la cage thoracique pour constituer deux ailes si saillantes que la main s'engage dans le sinus béant. Tous les muscles des deux ceintures scapulaire et pelvienne sont amaigris et parésiés. Ceux du bras et de la cuisse ont subi une très forte atteinte ; la région fessière est aplatie. Les avant-bras sont grèles ; les jambes manquent de mollets. Cependant la main et le pied ne paraissent pas atteints. La main en particulier est encore assez adroite pour que le malade gagne sa vie en peignant quelques tableaux.

S'il peut encore tenir un pinceau et le manier avec quelque dextérité, il n'en est pas moins vrai que les mouvements de l'avant-bras et surtout du bras sont très limités en force et en étendue. Il est hors d'état de porter et de tenir la main à la tête ; pour se moucher il est obligé de s'asseoir, d'appuyer son coude sur une table ou sur ses genoux et d'incliner la tête en avant. Le mouvement le plus curieux est celui qu'il fait pour mettre sa veste. Pour cela, il commence par passer le bras droit dans la manche droite, d'une façon normale. Puis, il abaisse très fortement l'épaule gauche en faisant décrire à sa colonne vertébrale un arc très concave de ce côté. Il introduit alors la main dans la manche et l'y enfonce profondément. Il redresse ensuite brusquement l'épaule et la colonne vertébrale, en même temps qu'il lance le bras en avant ; celui-ci dépasse sa position accoutumée de repos, si bien que la main gauche vient buter conste l'épaule, puis retombe verticalement au repos. C'est par un mouvement analogue qu'il ôte et remet son chapeau.

La démarche est modifiée et s'accompagne d'un double balancement à la fois vertical et horizontal. Quand il veut faire un pas, en partant de la position de repos, il commence par jeter son corps entier du côté droit, de manière à basculer sur l'articulation fémoro-iliaque droite et élever par contre-poids le membre inférieur gauche. Celui-ci se détache alors du sol et se lance en avant, pendant que ce côté du bassin, d'abord sur la ligne même transversale que l'autre, la dépasse ensuite.

Le pied gauche retombe et, le demi-pas étant accompli, le même mouvement recommence en sens inverse, pour accomplir le second demi-pas. Le tronc s'incline à gauche, le membre droit est soulevé par le mécanisme déjà décrit, et lancé en avant. En même temps la partie droite du bassin va se placer sur la même ligne transversale que la partie correspondante gauche. En résumé, c'est une exagération très prononcée de la démarche de canard.

Du reste, la faiblesse des muscles de la région fessière rend difficile la marche et la station debout. Quand il s'agit de ramasser un objet tombé sur le sol, le malade prend un point d'appui avec les bras sur un objet quelconque ou, à défaut, sur ses membres inférieurs qu'il renforce ainsi par un véritable arc-boutant. Un appui est encore plus nécessaire pour relever le corps ; aussi le jeune homme grimpe le long de ses jambes et de ses cuisses à la façon des pseudo-hypertrophiques.

Ces troubles fonctionnels sont sous la dépendance d'une forte diminution de volume de presque tous les muscles du tronc et de la racine des membres supérieurs et inférieurs. On n'observe ni hypertrophie, ni secousses toniques ou cloniques, ni mouvements involontaires ; pas de trémulations fibrillaires. Les réactions électriques sont partout affaiblies ; mais on ne trouve pas trace de réaction de dégénérescence. Pas de troubles trophiques. Les sphincters et les muscles de la vie végétative fonctionnent bien.

ÉTAT PSYCHIQUE. — Il n'y a pas de troubles vraiment graves de l'intelligence. *Cependant on peut dire que l'état psychique n'est pas normal.* Si Auguste B. est capable de vivre de la vie courante, *il n'est pas bien équilibré.* Très bien doué sous le rapport de l'imagination et de conception artistiques, il a la mémoire visuelle bien développée, surtout en ce qui concerne le paysage. Il a vraiment du goût et exécute assez bien quelques tableautins. Déjà, du côté de l'intelligence, la situation est moins brillante. Les études n'ont pas été poussées loin et encore elles ont été si difficiles que notre jeune homme occupait toujours les dernières places de sa classe, bien qu'il ne fût pas paresseux. Aujourd'hui *il a les idées les plus étroites et ne supporte pas qu'on le contredise tant il se croit possesseur de la vérité. Le sens moral parait faire défaut chez lui. Il est d'un égoisme complet, très dur avec ses parents auxquels sa conduite cause mille tourments ; joueur, libertin, peu scrupuleux, il se moque de ceux qui cherchent à lui faire des observations En un mot, il parait être sur les confins de la folie morale.*

J'ai observé ce malade pendant environ 3 mois. Un beau jour il a disparu sans prévenir personne et je ne l'ai plus revu.

Observation VI

(Communiquée par M. le Dr BIDON)

Myopathie progressive (type LANDOUZY-DÉJERINE)

Louis B. est le frère du précédent. Il a dix-sept ans et paraît, comme son frère, atteint, depuis l'enfance, d'amyotrophie du type Landouzy-Déjerine.

Immobilité de la face ; gêne des mouvements des paupières, renversement des lèvres en dehors, rire en travers, impossibilité de siffler. Amaigrissement des épaules, des bras, des hanches, des fesses et des cuisses. Atrophie moindre des jambes et des avant-bras, intégrité à peu près complète des mains et des pieds. Ensellure légère par lordose, épaules quelque peu en forme d'ailes. Faiblesse des muscles atrophiés et gêne des mouvements. On ne constate ni rétractions, ni secousses, ni modifications des divers reflèxes. Les courants faradiques et galvaniques provoquent chez Louis des contractions bien plus vives que chez son frère, mais plus faibles que chez un sujet sain du même âge.

ÉTAT PSYCHIQUE. — *C'est un garçon bizarre, violent, très nerveux, maniaque (dans le sens vulgaire du mot).*

Querelleur, il ne peut vivre en bons termes avec personne.

Observation VII

(Communiquée par M. le Dʳ BIDON)

Myopathie progressive (forme juvénile d'ERB)

Marius L... m'a été amené à la consultation à l'Hôtel-Dieu en février 1895.

ANTÉCEDENTS HÉRÉDITAIRES. — Inconnus.

HISTOIRE DE LA MALADIE. — Il est âgé de dix-sept ans, et a joui d'une bonne santé jusqu'à ces dernières années, où il s'est aperçu d'une notable diminution de ses forces, avec amaigrissement des membres. Il est d'un tempérament scrofuleux.

La partie occipitale de son crâne est très volumineuse, les oreilles sont en anse avec lobules adhérents. Les dents, mal implantées, chevauchent les unes sur les autres, la voûte palatine est creusée en ogive, la cloison du nez s'hypertrophie du côté gauche.

Au premier aspect, Marius L., n'a rien d'anormal. La face est régulière, son attitude correcte, sans déviation sérieuse. Mais, dès qu'on le fait mettre à nu, on est frappé de l'atrophie des muscles au niveau de la racine des quatre membres. Par contre, les mollets sont très gros, quoique faibles ; nulle part, il n'est possible de relever d'autres traces d'hypertrophie.

Au point de vue fonctionnel, cette amyotrophie se traduit par la parésie des muscles affectés : gêne dans l'élévation des bras (deltoïde), dans leur adduction (pectoraux), dans leur rotation en arrière et en dedans (grand dorsal) ; fatigue rapide dans la station debout (fessiers jumeaux), grande difficulté pour passer de la position assise à la verticale (triceps crural).

Absence de secousses fibrillaires ; conservation des sensibilités générale et spéciale. Intégrité des réactions électriques (galvanique et faradique), malgré leur diminution d'intensité.

ÉTAT PSYCHIQUE. — *L'enfant manque de volonté.* Il est obéissant, se plie à tous les ordres et commence à les exécuter sans discussion.

Mais, à mesure que s'éloigne le moment où l'ordre a été donné, l'enfant, manquant d'initiative, abandonne les affaires à vau-l'eau, se désintéresse du travail, et finit par tomber dans une absorbante rêverie, au cours de laquelle il ne fait rien.

La sensibilité morale est peu développée ; l'égoïsme par contre est très vif. Marius vit en lui et pour lui ; il manque d'expansion. L'imagination paraît assez riche, mais lente et monotone. L'attention est faible et la compréhension peu développée.

Observation VIII

(Communiquée par M. le Dr BIDON)

Myopathie progressive (forme juvénile d'ERB)

Paul L..., âgé de quinze ans, est le frère du précédent. Il lui ressemble beaucoup physiquement. *Il a la même tête, très volumineuse dans la région occipitale, les mêmes oreilles en anse, avec lobules adhérents, la même implantation vicieuse des dents.*

Cet enfant paraît atteint de la forme d'amyotrophie que nous avons observé chez son frère ; mais le degré en est moins avancé. Les ceintures scapulaire et pelvienne sont seules atteintes ; il n'y a pas de pseudo-hypertrophie des mollets.

L'altération la plus grande paraît porter sur les deltoïdes qui ont presque disparu ; les pectoraux sont aussi atteints, mais les autres muscles de l'épaule sont assez peu intéressés [pour qu'il n'y aie de gêne appréciable que dans les mouvements d'adduction et d'élévation des bras.

Aux membres inférieurs, l'atrophie paraît simplement intéresser les muscles fessiers.

Tous les muscles paralysés réagissent assez facilement à la faradisation ; les deltoïdes seuls ne donnent qu'une contraction insignifiante.

ÉTAT PSYCHIQUE. — *Paul a l'intelligence faible, le caractère violent. On le dit tracassier.*

Observation IX

(PILIET, *Revue de médecine*, 1890)

Myopathie pseudo-hypertrophique

Eugène G...., âgé de quinze ans, entré le 13 février 1888 à l'hôpital de la Pitié dans le service du Dr Lancereaux.

ANTÉCÉDENTS HÉRÉDITAIRES. — Rien de particulier, si ce n'est du lymphatisme chez la mère.

ANTÉCÉDENTS PERSONNELS. — Rougeole à huit ans. Pas de coqueluche ; pas de maladies de l'enfance. Vers trois ou quatre ans, il courait comme les autres enfants, mais son épaule droite tombait toujours un peu. La maigreur des bras a toujours contrasté avec le développement des jambes.

Il montait les escaliers de plus en plus mal ; il en arriva à être obligé de monter en se cramponnant à la rampe avec ses deux mains. Il a toujours eu le pied creux. Le fonctionnement des membres supérieurs a toujours été irréprochable.

ÉTAT DE L'ENFANT. — Étendu sur son lit, il frappe la vue par la situation, la position, la forme de ses pieds. Les deux pieds sont fortement rejetés en dedans. La voûte plantaire est trois fois plus prononcée qu'à l'état normal. Les orteils au lieu de se trouver sur le même plan que la face dorsale du pied, sont rejetés en arrière en formant avec cette face un angle de 90° à peu près (griffe des interosseux).

Le malade présente une atrophie musculaire, au niveau des différentes parties du tronc et des membres. Les muscles des jambes font une saillie au niveau du mollet. Les muscles de la cuisse paraissent atrophiés en comparaison de ceux de la jambe. Les mains sont bien conformées. Le biceps est atrophié. La saillie des fesses est normale. Atrophie des grands dorsaux et de la masse sacro-lombaire. Lordose marquée de la région lombaire.

Les muscles de la face sont assez bien développés. L'occlusion des paupières se fait bien. Orbiculaire normal. Pas de déviation faciale.

Les oreilles sont décollées du crâne ; les dents, écartées, crénelées. La voûte palatine est ogivale. Le corps thyroïde est augmenté de volume.

Paralysie vaso-motrice de tout le trajet du membre inférieur, caracté-risée par de la rougeur permanente.

ÉTAT PSYCHIQUE. — *L'enfant sait à peine l'orthographe, est très borné sur les connaissances usuelles. Son intelligence est peu développée ; la parole est hésitante, la réflexion tardive. Il a toujours l'air hébété ; la première fois que M. Lancereaux l'a vu, il l'a pris pour un idiot.*

Observation X

(DUCHENNE DE BOULOGNE, *Archives générales de médecine*, 1868)

Joseph S... Paralysie pseudo-hypertrophique. Début dans la première enfance, par la faiblesse des membres inférieurs ; grossissement consi-dérable, à l'âge de sept ans, des muscles moteurs des membres infé-rieurs et des extenseurs de la colonne vertébrale lombaire. Généralisa-tion progressive de la paralysie et abolition complète de tous les mou-vements, à treize ans et demi.

Les régions temporales étaient extrêmement saillantes, comme on ob-serve chez certains hydrocéphales. L'intelligence était obtuse et la parole difficile. Mort phtisique à l'âge de quinze ans.

Observation XI

(DUCHENNE DE BOULOGNE, *Archives générales de médecine*, 1868)

Petit garçon, âgé de cinq ans (salle St-Jean, hôpital des enfants malades). Paralysie pseudo-hypertrophique. Grossissement mons-trueux des muscles des membres inférieurs, datant de la naissance. Ses membres supérieurs et son tronc étaient maigres et constrastaient avec le volume considérable de ses membres inférieurs. Il n'avait pas la force de se tenir assis.

Cet enfant était idiot.

Observation XII

(DUCHENNE DE BOULOGNE, *Archives générales de médecine*, 1868)

X..., âgé de huit ans. Paralysie pseudo-hypertrophique. Deux frères morts de méningite granuleuse. Marche tardive (à deux ans et demi).

Faiblesse extrême des membres inférieurs ; chutes fréquentes. Entre trois et quatre ans, augmentation du volume des gastro-cnémiens, des fessiers et des spinaux lombaires, des temporaux et des masseters. Ensellure pendant la station debout et la marche ; balancements latéraux et alternatifs du tronc, à chaque pas. Double équin. Vers l'âge de onze ans, extension de la paralysie aux membres supérieurs ; aggravation progressive de la paralysie, jusqu'à l'abolition presque complète de tous les mouvements.

Tête très grosse, parole tardive et toujours difficile ; intelligence très obtuse. Mort à quatorze ans et demi, d'une pleuro-pneumonie.

Observation XIII

(DUCHENNE DE BOULOGNE, *Archives générales de médecine*, 1868)

Eugène G., âgé de neuf ans. Paralysie hypertrophique. A l'âge de six ans, affaiblissement des membres inférieurs ; station et marche de plus en plus difficile et pénible, avec balancements latéraux et alternatifs du tronc, formation d'une ensellure de plus en plus prononcée pendant la déambulation. Cinq à six mois après, grossissement des mollets, qui, en un an, ont atteint un volume énorme. En même temps, augmentation de volume, à un degré moindre, des fessiers et des spinaux-lombaires. Abolition de tous les mouvements,

L'intelligence est obtuse.

Observation XIV

(DUCHENNE DE BOULOGNE, *Archives générales de médecine*, 1868)

Petit garçon âgé de sept ans et demi. Paralysie pseudo-hypertrophique. Début dans la première enfance, par la faiblesse des membres inférieurs. Grossissement progressif des mollets, des cuisses et des spinaux-lombaires, vers l'âge de quatre ans. Ensellure dans la station debout et la marche. Ecartement des jambes et oscillation latérale du tronc pendant la déambulation.

L'intelligence est très faible.

Observation XV

(DUCHENNE DE BOULOGNE, *Archives générales de médecine*, 1868)

X..., âgé de dix ans (hôpital Sainte-Eugénie). La mère a été abandonnée par son mari. Début, dans la première enfance, par la fai-

blesse générale, principalement des membres inférieurs. Lorsque l'enfant tombe, il est complètement incapable de se relever. Grossissement énorme des masses musculaires, à l'exception des pectoraux, vers l'âge de trois ans. Contractilité électro-musculaire diminuée.
L'intelligence est très peu développée.

Observation XVI (1)

(Recueillie par M. BLANC, interne du service du Dᵣ Bosc, médecin en chef de l'Hôpital-Général, Montpellier.)

Cas atypique d'une amyotrophie familiale des extrémités

La nommée F... est âgée de trente-trois ans. Elle n'exerce son métier de journalière que d'une façon irrégulière, à cause de l'absence de force dans ses mains.

Son mari est rhumatisant, très amaigri, avec un facies tuberculeux ; séjours fréquents à l'hôpital.

Elle a trois enfants ; deux atteints comme elle d'amyotrophie familiale des extrémités, une fille aînée, âgée de onze ans, qui est, dit-elle, bien portante.

Vers dix-huit ans, elle eut une syncope qui dura longtemps avec enraidissement des membres. A la suite de ces accidents, elle demeura pendant un an dans un état complet de stupidité : perte des mouvements volontaires, *obnubilation mentale complète.*

Elle dit qu'elle s'est toujours vue les mains amaigries et très faibles. Etant jeune elle avait un amaigrissement et une faiblesse des membres inférieurs.

ETAT ACTUEL. — C'est une femme de taille au-dessous de la moyenne, très amaigrie. *Développement crânien exagéré au niveau des bosses pariétales. Allongement de la face, dû à une augmentation de longueur et de volume du maxillaire inférieur, dans les branches montante et horizontale. Prognathisme de la mâchoire supérieure ; voûte palatine profonde ; léger strabisme divergent, plus marqué à droite ; diplopie par moments.*

Les mains sont très atrophiées ; l'éminence thénar est plus atteinte que l'éminence hypothénar. Le creux de la paume de la main est très

(1) Les observations XVI, XVII et XVIII ont été publiées dans le numéro du 26 septembre 1896 de la *Presse médicale.*

accentué. Les mouvements d'adduction et d'abduction des doigts sont pénibles. Les forces sont diminuées pour les deux mains.

Il existe des contractions fibrillaires.

Pieds très amaigris.

L'excitation électrique des muscles donne les résultats suivants : Aux courants faradiques, tous les muscles ont une tendance à l'exagération.

Aux courants galvaniques, diminution très forte de la contractilité musculaire.

Observation XVII

(Recueillie par M. BLANC, service du Dr Bosc, Hôpital-Général)

Cas atypique d'amyotrophie familiale des extrémités

Rose F..., âgée de trois ans, entre dans le service le 3 novembre 1895. Elle est la fille de la précédente.

Jusqu'à l'âge de dix mois son développement a été régulier.

A dix mois, l'enfant éprouve du malaise ; elle crie, elle a de la diarrhée et des vomissements, pas de paralysie. Cet état dura trois jours.

Dans la semaine qui suivit, l'enfant, toujours très abattue, restait appuyée sur l'épaule de sa mère, sans demander à être placée sur ses jambes. Quelques mois après, on s'aperçoit que les forces ne reviennent pas et qu'il y a une atrophie manifeste des jambes.

Dans le cours de la deuxième année, la mère est frappée par l'existence de déformations osseuses.

ÉTAT ACTUEL. — *Le crâne est volumineux, un peu aplati à sa partie postérieure, sans ramollissement de l'occipital, les bosses pariétales sont plus saillantes que dans la normale. Le front est proéminent. Il existe du prognathisme de la mâchoire supérieure, la voûte palatine est creusée, les dents sont cariées à la couronne.*

Au niveau de la colonne vertébrale, légère déviation latérale dorsale à convexité droite. Rien du côté du thorax, sauf un léger déjettement des fausses côtes en dehors.

Les membres supérieurs ne présentent rien à noter.

Aux avant-bras, incurvation antéro-postérieure très prononcée à la partie la plus inférieure des diaphyses.

La main est très longue, très amaigrie.

Les membres inférieurs sont le siège d'une atrophie qui porte sur l'ensemble de la jambe ; elle est plus marquée pour la jambe gauche. L'atrophie gagne la partie inférieure des cuisses. Pieds très longs et très maigres.

Les jambes de la malade refusent tout usage.

Il existe pour les courants faradiques une simple diminution de la contractilité musculaire en rapport avec l'atrophie ; pour les courants galvaniques, une diminution légère de la contractilité musculaire. Pas d'inversion de la formule.

Observation XVIII

(Recueillie par M. Blanc, service du docteur Bosc)

Cas atypique d'amyotrophie familiale des extrémités

Marguerite F..., sœur de la précédente, est entrée dans le service le 6 novembre 1895.

La maladie s'est développée pendant la première année de la vie. La faiblesse des jambes a augmenté progressivement, et est devenue très apparente à l'époque où l'enfant aurait dû marcher. Ce n'est qu'à dix-huit mois qu'elle a commencé à pouvoir se traîner un peu à terre ; il existait un fort amaigrissement des jambes. La malade arriva progressivement à se tenir droite.

Etat actuel. — *Extrémité céphalique volumineuse ; pupille gauche plus dilatée que la droite. L'implantation des dents est irrégulière, les incisives inférieures ont leurs bords libres entièrement entaillés.*

On est frappé par l'amaigrissement et la longueur exagérée des mains. Cet amaigrissement est bien plus marqué à gauche. L'atrophie est très accentuée au niveau des éminences thénar et hypothénar. Mains creuses.

Du côté des membres inférieurs, atrophie en jarretière. Les deux jambes sont diminuées de volume sans reliefs musculaires. Pieds très maigres et très longs.

La station debout pieds nus est difficile.

Les réflexes sont normaux, ainsi que la sensibilité.

L'examen électrique donne les résultats suivants : 1° aux courants faradiques pour les muscles des cuisses, contractions musculaires légèrement exagérées ; pour les jambes, légère diminution des réactions ; 2° aux courants galvaniques, simple diminution de la contractilité musculaire.

Observation XIX

(Marie et Guinon, *Revue de médecine*, 1885)

Lang., âgé de onze ans.

Antécédents héréditaires. — Grand-père maternel mort hémiplégique. Grand'mère maternelle, rhumatismale, morte d'un cancer de l'estomac. Grand'mère paternelle morte alcoolique.

Le père paraît bien portant. La mère a eu du rhumatisme articulaire. Pendant qu'elle était enceinte de son fils, elle a ressenti une grande frayeur, suivie de crises de nerfs, avec perte de connaissance, sans que la marche de la grossesse en ait été troublée.

Une cousine est hystérique.

Antécédents personnels. — A trois ans, l'enfant a éprouvé de la difficulté à monter les trottoirs. A six ou sept ans, il marchait en se dandinant, le corps penché en arrière. Il ne pouvait pas courir et tombait fréquemment. La marche de la maladie a été progressive.

État de l'enfant. — Rides du front ; sourcils peu mobiles. Lèvres un peu retroussées ; impossibilité dé siffler. Scapulæ alatæ. Membres supérieurs normaux. Ensellure dans la position debout, très accentuée. Fesses normales. Cuisses grêles.

Lorsque l'enfant est étendu sur le dos par terre, il lui est impossible de prendre la position assise, sans s'aider de ses mains. Quand il est assis, il est obligé de grimper après ses jambes, comme les pseudo-hypertrophiques. Les rhomboïdes sont affaiblis, ainsi que les deltoïdes. Le biceps, le brachial antérieur, le coraco-brachial, peuvent encore exécuter leurs mouvements, mais sont incapables de la moindre résistance.

La flexion de la cuisse sur le bassin est peu énergique.

Les adducteurs n'ont aucune force.

Abolition des réflexes tendineux. Sensibilité conservée.

Les testicules courent dans le canal inguinal.

ÉTAT PSYCHIQUE. — *L'enfant est fort peu intelligent, il oublie tout ce qu'on lui apprend. Il n'a jamais pu apprendre à lire en quatre ans et demi. Le caractère est difficile.*

Observation XX

(PRAUTOIS et ÉTIENNE, *Revue de médecine*, 1893)

Myopathie progressive primitive (type facio-scapulo-huméral)

N... (Georges), âgé de sept ans.

ANTÉCÉDENTS HÉRÉDITAIRES. — Père d'une bonne santé habituelle, tempérament nerveux, caractère emporté. Mère, trente-quatre ans, migraineuse, caractère vif. Une tante du père a eu une maladie de nerfs. Deux oncles sont morts tuberculeux.

Georges a perdu deux frères morts du croup.

ANTÉCÉDENTS PERSONNELS. — Dans sa première enfance, il a eu de *la blépharite ciliaire, et une cataracte double.* Il a commencé à marcher à seize mois, mais il tombait fréquemment. Progressivement, l'instabilité augmenta.

ÉTAT DE L'ENFANT. — *Il présente une déformation du crâne : de l'asymétrie crânienne ; l'occiput est plus saillant à droite ; une asymétrie marquée des épaules.* Facies inerte ; tic spasmodique. Lèvre supérieure proéminente, épaissie. Lèvres en « cul de poule ». Occlusions des paupières incomplète. Légère atrophie des muscles sus et sous-épineux, du grand dorsal des pectoraux. Ces derniers sont réduits à l'état d'une lame très mince. Omoplates ailées. Deltoïdes et muscles du bras atrophiés. Intégrité des groupes musculaires des éminences thénar, hypothénar et interosseux. Atrophie très accentuée des muscles, des gouttières vertébrales et des lombes. Le volume des fessiers est diminué. Le relief des mollets est assez marqué, mais leur consistance est molle. Les jambiers antérieurs ont presque complètement disparu. Pieds bots, varus, équins. Ensellure lombaire très marquée. Pas de réaction de dégénérescence.

Observation XXI

(Menut, *De l'atrophie musculaire progressive* (type LANDOUZY-DÉJERINE)
(Thèse de Lyon, 1890).

B... Louis, dix-huit ans, entre le 3 février 1890, dans le service du professeur Lépine, à l'Hôtel-Dieu de Lyon.

Depuis deux ans, il a remarqué de la faiblesse des membres supérieurs, Facies lisse, bêta. Lèvres saillantes ourlées en dehors. Occlusion incomplète des paupières. Scapulæ alatæ. Atrophie à peu près totale du trapèze dans tous ses faisceaux, du rhomboïde, de l'angulaire de l'omoplate. Atrophie complète du grand dorsal, disparition absolue des faisceaux sterno-claviculaires du grand pectoral. Elévation de l'épaule très limitée et très pénible, ainsi que l'adduction de l'omoplate. Muscles des membres inférieurs, de l'abdomen de la colonne vertébrale absolument indemnes.

Le malade est très peu intelligent ; il a été trois ans à l'école sans pouvoir apprendre à lire et à écrire.

Observation XXII

(WESTPHALL, *Charité-Annalen*, 1886)

Jeune fille atteinte d'amyotrophie de la ceinture scapulaire. Facies myopathique. Hypertrophie de certains muscles. Absence du réflexe patellaire. *Psychose particulière caractérisée par de la folie circulaire et des alternatives de diabète insipide et d'oligurie.*

Père et oncle paternels morts avec de l'amyotrophie. Sœur amyotrophique.

Observation XXIII

(JULES SIMON, *Gazette des hôpitaux*, 1881)

Petit garçon de douze ans, amené par sa mère à la consultation.

Comme antécédents on nous apprend que son père a eu des attaques, mais on nous les définit assez mal. Il est cocher et, par suite, très probablement adonné à certaines habitudes alcooliques professionnelles.

L'enfant a toujours mal marché, en renversant le tronc en arrière. Aussi tombait-il fréquemment. Un peu plus tard on s'est aperçu qu'il avait les mollets plus volumineux qu'ils ne le sont d'ordinaire à son âge. Les extrémités de l'enfant étaient constamment froides, la peau marbrée.

L'état actuel de ce jeune garçon est le suivant : Faiblesse générale ; il marche en se dandinant ; il tombe trois ou quatre fois par jour ; il

marche aussi sur la pointe du pied, par suite d'un équinisme compliqué
d'une légère déviation du pied en dedans. Ensellure assez marquée de
la région postérieure du tronc. Les mollets sont considérablement
augmentés de volume.

*L'intelligence de l'enfant n'est pas indemne. Il sait à peine lire et écrire,
malgré plusieurs années passées à l'école.*

Mme Sacara-Tulbure (1), dans une thèse fort intéressante con-
sacrée à l'étude de la paralysie pseudo-hypertrophique, a con-
signé le résultat de ses observations. Elle a eu la bonne fortune d'examiner assez longtemps, dans le service de clinique
infantile du professeur Sergiu, treize enfants atteints de cette
forme de myopathie. Deux d'entre eux seulement étaient in-
telligents; l'intelligence des autres était très faible, l'un d'eux
était idiot. Tous avaient un état cérébral particulier; ils
riaient à tout propos, le rire était souvent leur seule façon de
répondre aux questions qu'on leur adressait. Violents, entêtés, irascibles, « ils avaient un mode particulier d'être qui
faisait l'impression du déséquilibre. » Les dents de presque
tous étaient striées, dentelées à leur bord libre, inégales, implantées irrégulièrement chez les uns, imbriquées chez d'autres; cette imbrication avait même déterminé chez deux une
gingivite chronique. Ces malades avaient une forme particulière du crâne, s'éloignant de la normale, l'os occipital aplati,
les sutures fronto-pariétales très grosses, épaissies: Mme Sacara-Tulbure a, de plus, remarqué le développement plus
grand du corps thyroïde; elle rapproche ce fait de l'observation qu'un médecin suisse a publiée sous le titre suivant « Paralysie pseudo-hypertrophique accompagnée de goître », dans
un journal médical postérieur au moment où elle avait observé
ces trois cas.

Les petits malades de la clinique du professeur Sergiu présentaient encore des anomalies dans le développement des
organes génitaux.

(1) *Studiu Clinic, asupra paraliziei pseudo-ipertrofice.* Bucuresci, 1893.

L'un d'eux, âgé de douze ans, avait ces organes aussi développés que ceux d'un adolescent ; chez un autre, ils étaient considérablement atrophiés, on observait même de la monorchidie.

Voici un certain nombre de ces observations. Nous ne mentionnons pas les malformations physiques, sur lesquelles nous avons déjà attiré l'attention, et nous nous bornons à relater les antécédents héréditaires des petits malades, les troubles psychiques qu'ils présentaient.

Observation XXIV

Etienne P..., âgé de dix ans, de Bucarest, entre à l'hôpital des enfants, section du docteur Sergiu, salle 4, lit n° 3, le 20 mars 1887.

ANTÉCÉDENTS HÉRÉDITAIRES. — La mère se dit bien portante. Le grand-père paternel est tombé dans une sorte de mélancolie à la suite de la mort d'un de ses enfants. Il ne voulait voir personne, ne demandait pas à manger, pendant l'année qui a précédé sa fin.

Le père est un homme de figure rouge et peu intelligente. C'est un alcoolique ; il a bu encore plus que de coutume, l'année pendant laquelle l'enfant a été conçu.

Un des frères de Georges est mort, probablement d'asthme ; un autre était né mort.

Une sœur de la mère a souffert pendant six ans de la pellagre : elle est morte folle. Une autre sœur a une fille de dix ans qui est née muette et imbécile.

L'intelligence d'Etienne est faible ; il rit continuellement. Très grincheux, il gronde et frappe les autres garçons de la salle.

Observation XXV

Grégoire V..., âgé de dix ans, est entré à l'hôpital des enfants, section du docteur Sergiu.

ANTÉCÉDENTS HÉRÉDITAIRES. — Le malade appartenant à une très bonne famille, il nous a été difficile de fouiller l'hérédité, au point de vue nerveux.

Le grand-père paternel a succombé à la suite d'une affection d'estomac. La grand'mère paternelle souffre d'un vieux rhumatisme : les dernières articulations des doigts présentent les nodosités de Heberden. C'est une personne très nerveuse.

Un de ses enfants est mort de méningite à l'âge de onze ans ; tous ceux qui ont grandi ainsi que le père de l'enfant ont eu les cheveux blancs de bonne heure ; l'un d'entre eux a eu des accès d'épilepsie.

Le père est syphilitique. La mère, d'une constitution faible et très nerveuse, et souffre fréquemment de maux de tête.

Un frère et une sœur de Grégoire sont morts à la suite d'une fièvre éruptive ; un autre frère est atteint de paralysie pseudo-hypertrophique.

L'intelligence de ce malade est faible, il est indifférent à tout.

Observation XXVI

Alexandre V..., âgé de douze ans, frère du précédent, est entré le 22 octobre 1887 à l'hôpital des enfants malades, section du docteur Sergiu.

Il est débile au point de vue mental. Tout le fait rire.

Un jour nous lui avons montré avec hésitation, craignant de le blesser, une de ses anciennes photographies, il s'est mis à éclater de rire.

Observation XXVII

Pescu V..., âgé de sept ans, juif de Bucarest, est entré à l'hôpital des enfants malades, section du docteur Sergiu, le 28 juin 1868.

ANTÉCÉDENTS HÉRÉDITAIRES. — Le père paraît se bien porter, la mère a des ulcères variqueux. Elle a eu onze grossesses à terme et trois avortements. De ces onze enfants trois sont morts : un d'athrepsie, un second âgé de trois ans et demi, on ne sait de quelle maladie ; une fille, à la suite de convulsions. Ceux qui vivent sont scrofuleux.

Le grand-père maternel est mort dans un asile d'aliénés après quatre ans de folie.

Mêmes troubles intellectuels que chez les précédents.

Observation XXVIII

Pierre B. âgé de onze ans, né à Bucarest, est entré dans la section du docteur Sergiu, à l'hôpital des enfants, le 2 juillet 1888.

ANTÉCÉDENTS HÉRÉDITAIRES. — Le grand-père maternel a succombé à soixante-cinq ans à la suite d'une maladie d'estomac ; l'aïeule est morte subitement à la suite d'une maladie cérébrale. La grand'mère paternelle est morte de couches à un âge peu avancé ; le grand-père paternel paraît se bien porter.

La mère a trois frères : l'un d'eux souffre de calculs vésicaux.

Le père du malade paraît bien portant ; il est atteint d'hémorroïdes. La mère, extrêmement nerveuse, souffre de migraines intenses.

Un frère de Pierre est mort à l'âge de trois ans et demi d'une méningite ; un autre est atteint depuis l'âge de deux ans d'une paralysie localisée au membre inférieur droit.

On observe chez ce malade les troubles intellectuels signalés dans les observations précédentes.

Observation XXIX

Moritz V., Juif de Bulgarie, entré en mai 1889, à l'hôpital Coltza, section du docteur Sergiu. Il est âgé de quatorze ans.

ANTÉCÉDENTS HÉRÉDITAIRES et PERSONNELS très obscurs.

Le père de ce malade est inintelligent. Impossible d'en tirer le moindre renseignement.

Troubles mentaux, signalés dans les précédentes observations.

Observation XXX

Ionite P., âgé de huit ans est amené à l'hôpital des enfants, section du docteur Sergiu, le 27 mai 1889.

ANTÉCÉDENTS HÉRÉDITAIRES. — Le père est simple d'esprit ; on lui a dit qu'il a lui-même commencé à marcher très tard et qu'il a parlé très difficilement. Il s'embrouille quand on l'interroge.

Il a eu huit enfants : 3 garçons et 5 filles. Tous sont morts, excepté le malade qui fait l'objet de cette observation et une jeune fille, âgée de dix-neuf ans, qui paraît bien portante. Un des enfants est mort de variole, un autre d'angine. Quant aux autres, morts très peu de temps après leur naissance, nous n'avons pu savoir à la suite de quelle maladie ils ont succombé.

L'intelligence de ce malade est complètement obtuse. C'est un crétin. Impossible de lui arracher une parole.

Nous avons pris dans la *Nouvelle Iconographie de la Salpêtrière* notre dernière observation. La malade qui en fait le sujet a un arbre généalogique chargé de tares. « On peut suivre, disent les auteurs (1), l'évolution de quatre généra'ions, voir la répartition des individus robustes ou à facultés brillantes et des sujets physiquement ou psychiquement amoindris, enfin envisager dans leur ensemble les résultats d'un mariage doublement consanguin. »

Observation XXXI

(LONDE et MEIGE, *Nouvelle Iconographie de la Salpêtrière*, t. VII)

Myopathie progressive généralisée

ANTÉCÉDENTS HÉRÉDITAIRES. — La mère de la malade a fourni des renseignements très détaillés sur sa famille et celle de son mari, dont elle est la cousine à double titre.

Son arrière-grand-père paternel (qui est aussi celui de son mari et trisaïeul de notre malade) occupait au siècle dernier une assez haute situation ; il fut ruiné par la Révolution, et ses enfants privés de toutes ressources. Son fils (bisaïeul de la malade) fit les guerres de l'Empire pendant treize ans. Après une vie aventureuse, il mourut à l'hôpital d'Elbœuf, « perclus de douleurs et de rhumatismes ».

Il laissait trois garçons. L'un deux mourut jeune, de la poitrine. Des deux autres, l'un Const., homme faible de caractère, doux, mourut broyé dans une scierie.

L'autre, J.-P., buvait au moins deux litres d'eau-de-vie par jour, au dire des enfants. Il est mort asthmatique (?)

(1) P. Londe et H. Meige.

Le premier était le grand-père paternel, le second, le grand-père maternel de la malade.

♦ Ces deux frères. Const. et J. P. L., ont épousé les deux sœurs Clém. et J.-P. Elles étaient filles d'un ancien officier P., mais non du même lit.

Jos. P. (grand'mère maternelle de la malade), née de la première femme H., mourut à vingt-quatre ans, des mauvais traitements que lui fit subir son mari. Elle eut de lui quatre enfants: deux filles, dont la mère de la malade, et une autre, morte à quatre ans, « d'humeurs froides » ; deux fils (oncles maternels de la malade): l'un, faible d'esprit, épileptique, et l'autre, homme intelligent, père de trois enfants, bien portants, artistes, ou hommes de lettres.

Clém. P. (grand'mère paternelle de la malade), fille du second lit, était issue d'une famille dont plusieurs membres sont morts fous. Une de ses tantes, religieuse, était devenue supérieure de sa communauté. Sa mère était sortie d'un couvent pour épouser P., après la mort de sa première femme. Elle devint folle, et fut enfermée à la Salpêtrière.

Clémence P. épousa donc Constant L., et en eut deux enfants. L'un, déséquilibré, a été perdu de vue par la famille. L'autre, est le père de la malade.

Ainsi le père et la mère de la myopathique sont les deux enfants de deux frères qui ont épousé les deux sœurs. Ils sont deux fois cousins. Le père est émotif, asthmatique.

La mère est active, intelligente. Très nerveuse, elle a des attaques de nerfs frustes et a perdu subitement l'ouïe du côté gauche, à la suite d'une crise. Elle a eu six enfants et trois fausses couches.

Collatéraux. — L'aîné de ses enfants est à Ivry, aux Incurables. Sa maladie, au dire de la mère, est identique à celle de la malade. Son état mental est défectueux ; c'est, dit sa mère, une idiote raisonnable.

Le second enfant est mort, âgé de onze jours, dans des convulsions.

Le troisième, une fille de vingt-huit ans, fut mariée une première fois à un homme alcoolique et brutal, qui s'est pendu ; une seconde fois, à un infirme. Elle a eu souvent des attaques de nerfs ; elle est restée pendant trois jours « comme folle ».

Le quatrième enfant est une autre fille de vingt-sept ans ; elle a toujours été maladive. Dans son enfance, elle a eu des rhumatismes, de la chorée.

Le cinquième enfant est notre malade. Myopathique.

Le dernier, un garçon de vingt-deux ans, n'a jamais pu travailler sérieusement. Il est d'un caractère mobile, emporté. « Il n'a aucun raisonnement », dit la mère.

ANTÉCÉDENTS PERSONNELS. — Etant en nourrice, Pauline L... était maigre et chétive. Elle prit ensuite de l'embonpoint. Réglée à quinze ans régulièrement, mais peu abondamment.

DÉBUT DE LA MALADIE. — A quinze ans, elle tombait souvent. Elle éprouvait souvent « des douleurs dans les os. » A seize ans, elle se plaignait de douleurs dans le dos, le long de la colonne vertébrale. Déjà étant toute petite, elle avait toujours mal au dos. A partir de dix-sept ans, elle ne put courir. A dix-huit ans, les membres supérieurs furent atteints par la maladie.

ETAT DE LA MALADE. — Facies fatigué, plis naso-géniens accentués. L'occlusion forcée des paupières se fait péniblement. *Front asymétrique, bosses frontales très saillantes.* Bouche large, lèvres minces, projetées en avant. Dépression au niveau des commissures. Contractions du frontal nulles ; impossibilité de siffler. La malade parle sur un ton pleurard.

Lordose lombaire et cyphose cervico-dorsale. Les muscles du cou sont pris, leurs mouvements sont faibles. Deltoïde, muscles du bras et de l'avant-bras légèrement atrophiés. Le dynamomètre marque à peine 4 ou 5 des deux côtés.

Atrophie du grand fessier. Cuisse gauche moins forte que la droite. Mouvements du pied très faibles. Il existe un certain degré de pseudo-hypertrophie des jambes. Si on fait coucher la malade par terre, elle se relève difficilement, grâce à une chaise. Elle grimpe alors, le long de ses jambes. Démarche en canard, typique.

Les membres sont froids.

Dyschromatopsie. La malade confond le violet avec le rose et le bleu.

ETAT PSYCHIQUE. — *La malade a appris à lire et à écrire difficilement. Elle est violente. Elle a peu de mémoire, l'imagination assez vive. Elle aime à broder des histoires sur les faits qui l'ont frappée et qu'elle dénature.*

Ici s'arrête la liste de nos observations (1). Nos recherches prouvent que le nombre est grand des myopathiques chez lesquels l'existence de stigmates physiques ou psychiques de dégénérescence a été signalée. Elles montrent aussi le rôle de l'hérédité morbide, ce Protée aux nombreuses formes. Tantôt nous observons l'hérédité diathésique (Obs. XVII, Obs. XVIII, Obs. XXVIII) dont Dailly, Chauffart, Féré, ont mis en relief les relations avec les dégénérations ; l'hérédité nerveuse combinée à l'arthritisme (Obs. XXV, Obs. XXVIII), à l'alcoolisme (Obs. XIX, Obs. XXIV), à la syphilis (Obs. XXV, Obs. XXVI), à la consanguinité (Obs. XXXI). Tantôt nous relevons seulement l'alcoolisme (Obs. I, Obs. II, Obs. III, Obs. IV), cette puissante cause de dégénérescence. Il nous paraît inutile, après les ouvrages de Valault, de Legrain, de notre maitre le professeur Villard, d'insister sur l'action dissolvante et progressive de l'alcoolisme. Mairet et Combemale ont, dans un travail présenté à l'Académie des sciences, démontré la valeur de ce facteur comme cause de difformités. Nous ne saurions passer sous silence la thèse de notre ami Combemale qui a très bien mis en lumière l'influence néfaste de l'alcoolisme sur la descendance.

On le voit, la tare héréditaire apparaît parfois clairement. Mais que de fois elle reste cachée ! Nous avons dépouillé un grand nombre d'observations ; dans beaucoup d'entre elles, l'hérédité n'est pas signalée ; dans d'autres, elle est si incomplète que nous n'avons pu les relater. Ces lacunes sont dues à plusieurs causes. Dans certains cas, il faut les attribuer à la négligence de l'observateur qui a porté toute son attention

(1) Borsari a rapporté l'observation de trois frères qui présentaient des signes de dégénération manifestes : troubles psychiques, faible développement du squelette, nodosités des phalanges, etc. Cette observation avait sa place indiquée dans notre travail. Il nous a été impossible de nous la procurer.

sur l'étude de la maladie et qui a négligé de dresser le casier pathologique des ascendants. Souvent aussi le malade est incapable de fournir des renseignements précis sur sa famille, de montrer les parchemins de ses parents, de ses ancêtres. D'autres fois, il les cache prudemment ; car il lui déplaît d'avouer les tares familiales, surtout celles qui sont du domaine mental. Nous constatons la même pauvreté de documents par rapport aux stigmates de dégénérescence, dans les observations de myopathies progressives dites primitives. Est-ce à dire que ces stigmates manquent ? Nous croyons qu'ils existent souvent, mais qu'on ne les a pas recherchés. L'observateur, attiré par les lésions musculaires, ne s'est pas attaché à découvrir des signes de dégénération. Il a noté ceux dont l'évidence était manifeste. Mais combien d'autres lui ont échappé ! Que de stigmates psychiques, que de signes de déséquilibration chez l'enfant passent inaperçus ! Nous sommes convaincu que si on se livrait à un examen attentif, approfondi des myopathiques, on trouverait chez eux, à des degrés divers, plusieurs des troubles qui ont été enregistrés dans les observations de.cette thèse. Et la pathogénie des « myopathies dites primitives » s'éclairerait ainsi d'une vive lumière.

CHAPITRE IV

DE LA PATHOGÉNIE DES MYOPATHIES
'' PRIMITIVES ,, PROGRESSIVES

Le problème de la pathogénie des « myopathies primitives» n'est pas encore résolu. Pour l'expliquer, deux hypothèses se dressent en face l'une de l'autre. Les uns, en tête desquels il convient de placer Landouzy et Déjerine, tiennent la maladie pour primitivement et purement musculaire. Les autres croient à une lésion fonctionnelle des centres nerveux. Pour les premiers, toute l'histoire de cette affection tient dans le muscle. « Les myopathies naissent, évoluent et meurent sans neuropathie. » (Landouzy et Déjerine). « On ne saurait refuser aux muscles, a écrit Parisot, le droit que possèdent tous les autres tissus, celui de devenir malades spontanément. » La « myopathie progressive primitive » serait pour ces auteurs une maladie héréditaire, musculaire, congénitale, due à la malformation originelle du système musculaire.

En faveur de cette théorie, on invoque le témoignage des nécropsies et les signes prétendus pathognomoniques de la mycpathie primitive : l'absence des contractions fibrillaires, d'une réaction de dégénérescence, de complications bulbaires, de troubles de la sensibilité, de troubles trophiques, le caractère familial. Nous avons déjà montré, dans notre premier chapitre, le peu de valeur de ces signes. Spillmann et Haushalter, Bédard et Rémond ont fort bien observé la présence des contractions fibrillaires dans des cas classiques de dystrophie musculaire progressive. Savill a publié l'observation d'un myopathique du type Landouzy-Déjerine, qui avait des mouvements choréiformes dans les mains et dans les pieds « rappelant ceux de l'athétose. » D'autre part, on ne rencontre pas toujours des contractions fibrillaires dans des amyotrophies myélopathiques.

Chez les malades de Bédard et Rémond et de Savill l'examen électrique décelait la réaction de dégénérescence. D'ailleurs, on la trouve dans des cas de paralysie purement fonctionnelle, dans certaines paralysies hystériques.

Londe(1) a publié deux cas de paralysie bulbaire, infantile, progressive, dans lesquels on observa le masque des myopathiques, considéré jusqu'à présent comme propre aux malades atteints de « myopathie primitive. » Hoffmann, Reinack, Fazio, ont décrit des cas pareils.

Les troubles de la sensibilité sont fréquents dans cette affection, surtout dans la paralysie pseudo-hypertrophique. Les petits malades que nous avons nous-même observés (Obs. I, II et III) ont accusé de très vives douleurs au début de leur maladie. Ils présentaient aussi des troubles trophiques.... les mêmes phénomènes ont été relatés par Madame Sacara-Tulbure.

Le signe tiré du caractère familial h'a aucune valeur. On rencontre, dans une même famille, des myopathiques et des myélopathiques (2).

Ainsi les caractères distinctifs établis entre les dystrophies musculaires primitives et les amyotrophies, sont souvent démentis par les faits.

Les résultats des autopsies avaient d'abord paru donner

(1) Londe, *Revue de médecine*, 1893.
(2) Cenas et Douillet, *Loire médicale*, 1885.

raison aux partisans de la théorie musculaire. Cohnheim et Eulenburg (1863), Charcot (1871), Roth, Berger, Joffroy et Achard, Landouzy et Déjerine, n'ont pas constaté dans des examens autopsiques de lésions du système nerveux. Mais Preitz, Schültz, Erb, etc., etc., ont trouvé des altérations très nettes des cellules des cornes antérieures de la moelle dans des cas sur lesquels la clinique avait mis sans hésitation l'étiquette de myopathie progressive primitive.

Il nous est permis de penser que la technique microscopique n'est pas encore assez perfectionnée pour mettre en évidence toutes les altérations du système nerveux. Nos investigations sont imparfaites... et les lésions nous échappent. En 1889, un neurologue des plus distingués, A. Gombault, se livra à l'examen des nerfs périphériques dans un cas de myopathie progressive. Il eut recours, pour cette étude, à l'acide osmique et au picro-carmin ; il n'observa rien de particulier. Il se servit alors de la méthode de Pal (bichromate de potasse) et il distingua nettement sur un grand nombre de nerfs périphériques une lésion profonde du cylindre-axe.

Du reste, les autopsies seraient-elles muettes, nous pourrions quand même invoquer un trouble dynamique des centres nerveux. « Il ne faut pas oublier, a écrit Babinski, que le fonctionnement d'un organe peut être moins profondément troublé par des altérations grossières, visibles à l'œil nu, que par une modification délicate, d'origine chimique ou autre, dans la constitution des éléments cellulaires, modification qui échappe au sens de la vue, même quand l'œil est armé d'un microscope. » On ne rencontre pas de lésions macro ou microscopique des nerfs et des centres dans les atrophies hystériques. Certains hémiplégiques, qui présentent de l'atrophie, ont les cellules des cornes antérieures parfaitement intègres, ainsi que l'ont constaté Babinski (1), Quin-

(1) *Archives de neurologie*, 1886, t. II, p. 1.

cke (1), Borgherini (2), Rott et Mouratoff (3), Darksche-
witsh (4), Guizetti (5), Steiner (6).

Ces faits donnent raison aux partisans de la théorie nerveuse. Parmi eux nous trouvons Erb, Lépine, Brissaud, Bédard
et Rémond, etc., etc.. Erb pense que des troubles fonctionnels des appareils trophiques centraux peuvent entraîner des
altérations anatomiques dans les appareils moteurs périphériques. Dans ses *Leçons sur les maladies nerveuses*, Brissaud
dit : « J'ai montré assez de liens de parenté entre les Dystrophies musculaires et les autres affections myélopathiques familiales pour que l'hypothèse d'une lésion fonctionnelle des
centres nerveux ne soit pas inacceptable. » Bédard et Rémond
partagent cette idée et admettent la fusion des myopathies et
des myélopathies. Cette fusion est faite par la série des formes de transition que nous avons déjà citées dans notre premier chapitre, et qui offrent les caractères des myopathies
diversement combinés avec ceux des amyotrophies d'origine
myélopathique ou névritiqee.

La théorie nerveuse paraît donc étayée par un solide fais-
ceau de preuves. S'il lui fallait encore un argument, elle le
trouverait dans ce fait que l'hérédité nerveuse a été signalée
au seuil de beaucoup de « myopathies primitives ». Nous
l'avons relevée dans plusieurs de nos observations. Calde-
rai (7) a observé cinq myopathiques dont le père était épileptique. Ladame (de Genève) a communiqué à Déjerine l'observation d'un myopathique (forme juvénile d'Erb) qui avait un

(1) *Deutsches Arch. f. Klin. M.*, 1888.
(2) *Rivista Sperim. di Frenatria*, 1889, p. 141 et 1890, p. 465.
(3) Moscou, 1890.
(4) *Neurol. Centralbl.*, 1891, n° 20.
(5) *Rivista Sperim. di Frenatria*, 1893, p. 17.
(6) *Deutsch. Zeitschr. f. Nervenheilh.*, 1893, t. III, p. 280.
(7) Calderoi, *Revista generale Italiana di Clinica Medica,* 30 novembre
1891.

tableau familial des plus intéressants. Le grand-père maternel était mort d'atrophie musculaire progressive : la mère était atteinte de la maladie de Basedow, le frère avait des accès de mélancolie avec penchant au suicide. Brissaud raconte l'histoire d'une pseudo-hypertrophique dont une sœur était myopathique comme elle, deux autres hystériques, une quatrième choréique. Parmi les ancêtres, on trouvait en grand nombre (on a pu remonter jusqu'à la cinquième génération) des aliénés, des épileptiques et des scrofuleux. Il nous serait facile d'accumuler des observations analogues : nous bornons là nos citations, car notre conviction est fermement établie.

Toutes ces raisons, tous ces faits plaident éloquemment en faveur de la théorie nerveuse. Avec Erb, Lépine, Brissaud, etc., etc., qui apportent à cette hypothèse le poids de leur autorité, ne sommes-nous pas en droit d'admettre que les altérations musculaires des « myopathies progressives dites primitives » sont sous la dépendance d'une lésion des centres nerveux ? Quelle est la nature de cette lésion ? Est-elle organique ou simplement dynamique ? En présence de l'intégrité apparente du système nerveux, doit-on supposer, avec Raymond, qu'on se trouve en face de lésions complètement réparées ou croire, avec Piliet, que des lésions destructives des centres supérieurs encore inconnus ont amené une simple diminution quantitative des éléments nerveux, fibres et cellules, sans rien changer à leurs rapports réciproques ? Nous ne pouvons donner le mot de l'énigme. Nos procédés d'investigation sont malheureusement imparfaits et nous ne connaissons pas encore la loi mystérieuse, les processus évolutifs. Mais l'heure est venue, croyons-nous, de renverser la barrière dressée entre les dystrophies musculaires progressives et les myélopathies unies par tant de liens, et de fondre ces affections en un seul et même groupe.

Notre enquête sur les myopathiques est terminée. Elle a

6*

été poursuivie consciencieusement, sans idées préconçues. Nous avons fouillé un certain nombre d'observations et mis en lumière les stigmates de dégénérescence, les tares hérédi-taires que nous avions relevées. Chemin faisant, nous nous nous sommes heurté à mille difficultés que nous avons indi-quées dans notre précédent chapitre. On nous objectera peut-être que nos documents ne sont pas assez nombreux pour qu'une conclusion très nette s'en dégage. On ne saurait pour-tant en méconnaître la valeur.

Nous pensons que les myopathiques dits primitifs doivent souvent, sinon toujours, entrer dans le groupe des dégéné-rés. Leur affection est une expression de dégénérescence, un vice de nutrition d'origine embryogénique, se traduisant sur-tout par des altérations musculaires. Mais ces lésions ne sont pas isolées ; la dégénérescence frappe les centres nerveux avant d'atteindre les muscles. Une page empruntée à Emile Boix (1) exprime très bien nos idées, elle sera la conclusion de notre thèse : « On devrait songer qu'il est une loi d'onto-génèse d'après laquelle une malformation congénitale existe rarement isolée, et qu'à un degré plus ou moins prononcé, plus ou moins appréciable, l'ensemble de l'être participe à cette infériorité plastique et psychique qui fait de lui un *minus habens* sous de nombreux rapports. Comment dès lors s'étonner que plusieurs systèmes soient frappés à la fois et pourquoi le système nerveux serait-il épargné quand tant d'autres ont leur part de la dégénérescence ? Or la moindre tare nerveuse a des conséquences beaucoup plus graves que celles du reste de l'organisme, le système nerveux étant le lieu géométrique de tous les actes vitaux. Et comme, dans ce cas, il y a toujours prédominance, élection, si l'on veut, de la

---

(1) Emile Boix, *Myopathie primitive progressive* (*Traité de médecine*, p. 958).

dystrophie sur tel ou tel appareil, il se peut que ce soit ici le système musculaire qui, plus qu'un autre, trahisse l'infirmité fonctionnelle de l'axe cérébro-spinal. »

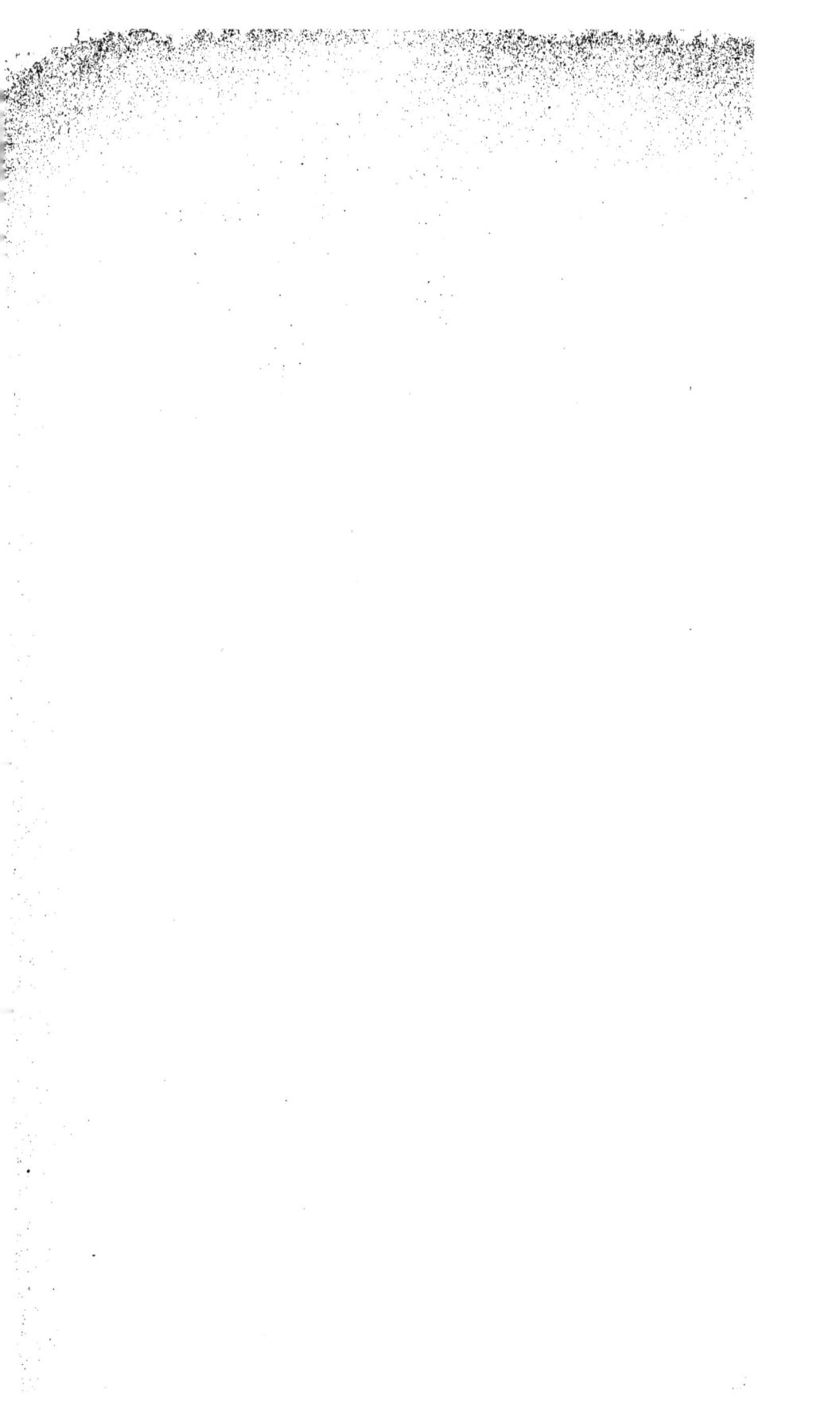